DE LHYDROTHÉRAPIE,

OU

DU TRAITEMENT DES MALADIES

PAR L'EAU FROIDE.

CHEZ L'AUTEUR,
RUE ET PASSAGE DAUPHINE, 36.

Imprimerie de MOQUET et Cie.,
rue de la Harpe, 90.

DE

L'HYDROTHÉRAPIE,

OU DU

TRAITEMENT DES MALADIES

PAR L'EAU FROIDE;

DE SES RAPPORTS AVEC LA MÉDECINE DANS L'ÉTAT ACTUEL;

SUIVI

D'OBSERVATIONS PRATIQUES.

Par M. Engel,

docteur en médecine de la Faculté de Vienne.

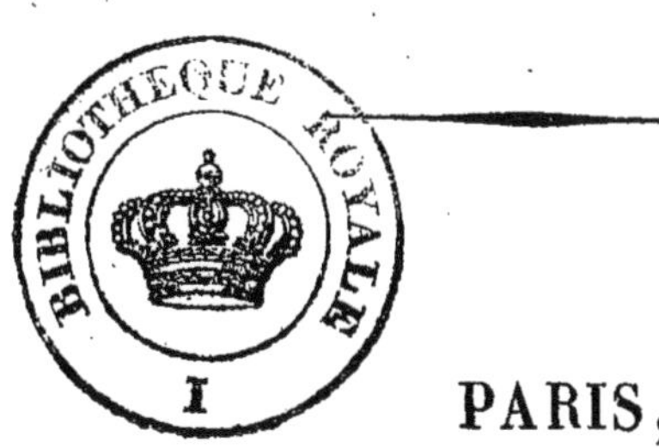

PARIS,

CHEZ BECHET Jne ET LABÉ,

LIBRAIRES DE LA FACULTÉ DE MÉDECINE,

Place de l'École-de-Médecine, 4.

LEIPSIC, MICHELSEN, libraire.

—

1840.

A SON EXCELLENCE

M. LE COMTE D'APPONY,

CHEVALIER DE LA TOISON-D'OR, ETC., ETC.,

AMBASSADEUR EXTRAORDINAIRE DE S. M. I. R. A.

PRÈS S. M. LE ROI DES FRANÇAIS.

Hommage du plus profond respect et de la
plus vive reconnaissance.

L'AUTEUR.

AVANT-PROPOS.

Animé du désir d'être utile, mon but, en écrivant, est de faire connaître une méthode de guérir (l'*Hydrothérapie*, ou *Traitement par l'eau froide*) nouvelle en France ; car, bien que l'origine de cette méthode remonte, en Allemagne, à une quinzaine d'années, elle n'en est pas moins restée inconnue aux médecins français. Déjà, pour attirer leur attention sur ce sujet important, j'avais fait insérer dans la Gazette médicale du 18 janvier 1840 un aperçu succinct de cette méthode, qui, je l'affirme, est une découverte des plus utiles, et dont l'art de guérir peut retirer les plus grands avantages. En Allemagne, où elle a pris naissance (*c'est au campagnard Priesnitz qu'on la doit*) (voyez l'esquisse historique, troisième période), des succès éclatants et soutenus ont constaté son efficacité ; une foule de maladies long-temps rebelles aux agents médicaux ordinaires, celles même contre lesquelles ces agents avaient été tout à fait impuissants, ont cédé complétement à ce nouveau mode de traitement. Par son influence, on a vu les organes reprendre leur énergie, et les fonctions revenir à cette régularité et à cet accord qui constituent la santé.

Nous cherchons chaque jour à perfectionner les sciences; mais, pour arriver à ce but, l'homme ne suit pas toujours la bonne voie. Trop souvent il ne peut attendre du temps ce que l'expérience seule peut lui apprendre; impatient de systématiser, il devance l'observation. Les rêveries de son imagination sont pour lui des vérités; de là, de brillantes hypothèses, des théories séduisantes, qui n'ont qu'une durée plus ou moins éphémère, parce qu'elles ne découlent pas des lois de la nature. Voilà pourquoi l'on a vu tant de systèmes se succéder dans les sciences, et surtout en médecine; pourquoi il n'est resté de tous ces systèmes que ce qui était fondé sur les lois dont nous avons parlé. Une méthode basée sur ces lois sera donc seule solide et durable, elle seule sera digne de fixer l'attention générale : telle on jugera celle que nous nous proposons d'exposer.

Entièrement étranger à toutes les sciences des écoles, n'écoutant que les inspirations de son génie observateur, Priesnitz a été conduit à l'emploi de ce nouveau moyen, dont il a éprouvé d'abord sur lui-même et les siens les efforts salutaires. Heureux dans ses premiers essais, il a bientôt pu constater des guérisons de plus en plus nombreuses, et rendre à la santé des malades qui déjà avaient en vain imploré le secours de la médecine.

La calomnie, le mépris de l'orgueil scientifique n'ont pu tenir devant les faits. Justice complète a été rendue à ce simple paysan, et les médecins les plus distingués n'ont pas cru s'humilier, en imitant sa pratique, sur laquelle ils basaient leur théorie. Enfin, des vastes et nombreux établissements s'élevèrent sur le plan de celui dont il était le fondateur (*).

Nous espérons prouver plus tard que nous ne nous sommes pas trop avancés en disant que sa méthode repose sur cette base inébranlable qui doit la faire rester dans la science. L'examen réfléchi des principes sur lesquels elle s'appuie, son efficacité bien constatée font augurer que l'avenir ne fera qu'élargir le cadre des maladies qu'elle peut guérir. Nous laissons à l'expérience le soin de se prononcer sur ce point, le temps n'étant pas assez long, les faits pas assez nombreux pour savoir dès à présent les limites dans lesquelles ce cadre doit se restreindre.

(*) Voyez l'Esquisse historique et la liste des établissements hydriatriques.

En attendant, je regarde comme un devoir sacré pour moi, comme médecin, de publier fidèlement les résultats de l'inventeur lui-même, ceux de ma propre pratique et de celle des praticiens les plus éclairés de mon pays. Leur témoignage ne sera point suspect. Il y en a parmi eux qui sont connus de l'Europe entière pour être aussi probes que savants.

Je suis loin de m'attendre à être cru sur parole. Ce nouveau système va sans doute rencontrer de nombreux adversaires. Beaucoup, trouvant trop pénible de s'assurer par eux-mêmes de la vérité, la rejetteront sans examen. Mais il en est, j'en suis convaincu, qui seront plus justes, et qui ne se prononceront qu'après l'avoir sérieusement approfondi. *Heureux d'obtenir leurs suffrages, c'est à eux seuls que je m'adresse, en réclamant l'indulgence que l'on doit à un étranger qui écrit dans une langue qui ne lui est pas familière, et qui désire mettre son ouvrage à la portée de toutes les personnes instruites.*

INTRODUCTION.

Faire connaître une nouvelle méthode médicale, dont l'agent actif seul est la force vitale et restauratrice, innée à l'organisme ; démontrer que nous sommes en état d'exciter et de diriger cette force, tel est le but que nous nous proposons. Mais, avant de passer outre, nous croyons convenable de donner quelques considérations sur l'activité vitale, sur la santé et la maladie, sur la réaction de l'organisme dans ce dernier état, ensuite sur l'extinction de cette activité vitale, ou la mort. C'est aux sciences qui s'occupent de ces mystères, que l'on a déjà tant étudiées et que l'on ne peut suffisamment approfondir, que nous empruntons ces considérations.

Partout où il y a vie, nous observons la matière liée à une force secrète, que l'on appelle généralement force vitale ou vitalité. Ce concours est indispensable pour produire une manifestation quelconque. La matière est aussi nécessaire à la force vitale que celle-ci est nécessaire à la matière. Car, séparées, l'une est inerte, l'autre ne peut se manifester.

La matière, transformée en organe, est l'instrument dont se sert la vitalité pour produire des phénomènes dont l'ensemble constitue la vie. *Celle-ci est donc le résultat de l'union de la vitalité avec la matière organisée, union que l'on peut appeler aussi organisme vivant.*

Dès que les actes qui constituent la vie s'exécutent, on les voit se circonscrire dans de certaines limites, qui ont pour but *la conservation de l'individu.* L'organisme, sous l'influence de la force vitale, assimile, en changeant dans sa propre substance, les matières nutritives qu'il puise dans la nature, et repousse de son sein le résidu de cette assimilation. D'un autre côté, il livre un combat perpétuel aux forces extérieures, qui tendent sans cesse à le détruire et à le soumettre à leurs lois. Pourvu de cette foule d'organes, qui, bien que différents, concourent cependant au même but, on le voit soutenir avec avantage cette lutte de tous les instants. C'est ainsi que la surface qui est plus spécialement destinée à recevoir le contact des corps qui nous environnent, la peau, est abondamment pourvue de nerfs qui transmettent les impressions de cet agent aux centres nerveux, et éveillent les instincts conservateurs.

Quelques fonctions, la respiration par exemple, sont d'une telle importance, que leur interruption momentanée amènerait de grands troubles dans l'organisme, et même la cessation de la vie. Ces fonctions ont lieu à notre insu. La nature, prévoyante, n'a pas voulu nous confier le soin de leur accomplissement.

Pour que l'économie ne soit point altérée, les organes et leurs fonctions doivent rester dans un commun accord. *L'harmonie parfaite de cet en-semble constitue la santé.*

L'idée de la maladie vient ainsi se formuler d'elle-même. *Elle sera l'expression des dérangements de l'équilibre, d'où résulte la santé.*

Mais la vie ne reste pas indifférente au péril qui la menace. Nous avons dit que la première condition de l'organisation vivante était de résister à toutes les causes de destruction. Cette activité conservatrice est proportionnée au danger : plus il est grand, plus elle est puissante. Partielle dans les affections bornées et peu intenses (les inflammations locales et légères, par exemple), elle devient générale lorsque l'éco-nomie entière est menacée, comme dans les fièvres inflammatoires, ou lorsqu'un organe important est sérieusement compromis. De là *résultent les idées de maladies locales et universelles.*

Les désordres qu'elles produisent sont variés, et la nature, dans ses efforts, peut se montrer sous trois aspects différents :

1° La cause morbigène excite l'ensemble des fonc-tions d'une manière trop énergique (c'est ce qui ar-rive dans les maladies aiguës en général), elle produit une exaltation incompatible avec la vie, qui finit par s'éteindre, si cette exaltation persiste trop long-temps ;

2° Ou bien il résulte de l'action de cette cause productrice de la maladie une dépression, un affai-blissement tels de la vitalité, que l'existence, épuisée, succombe (comme dans le scorbut) ;

3° L'équilibre fonctionnel est rompu, et il peut l'être en plus ou en moins, selon que le désordre, qui résulte de ce défaut d'harmonie, s'élève ou s'abaisse plus que ne le comporte l'état normal : de là, des irrégularités dans les fonctions, irrégularités contraires au but de la conservation (tels sont les troubles qu'occasionne une innervation déréglée).

La mort, cet anéantissement des fonctions vitales, est, comme la maladie, locale ou générale. Elle peut naître d'une double source. Tantôt, frappé par un agent délétère trop puissant (un poison violent, par exemple), l'organisme ne peut soutenir ce choc, et la vie est brisée, soit dans quelques-uns de ses instruments, soit dans tous, selon que l'action de l'agent délétère s'est limitée ou qu'elle s'est étendue à l'économie tout entière. D'autres fois, les organes manquent de matériaux nutritifs, nécessaires à leur conservation, et cette privation entraîne une mort générale ou partielle, suivant que tous les organes y participent (comme dans une abstinence complète), ou qu'une seule partie s'y trouve soumise (un membre, par exemple, dont les vaisseaux sont liés). Quelle que soit du reste la cause de la mort, dès que l'influence vitale, en abandonnant la matière, ne la soustrait plus aux lois physiques, elle rentre aussitôt sous le domaine de ces lois, et la décomposition s'en empare.

Il ne nous reste plus, pour compléter le tableau de l'action médicale de la nature, qu'à faire connaître les moyens dont elle se sert pour arriver à son but. Variables comme l'influence morbifique elle-même, les moyens seront aussi modifiés selon que cette influence aura agi sur tel ou tel organe, sur une partie, ou sur la totalité de l'organisme. *Cette différence nous conduit à distinguer des efforts médicateurs locaux ou généraux* (la fièvre est l'image fidèle de ces derniers).

Pour nous faire mieux comprendre, nous appellerons l'attention du lecteur sur le début des maladies fébriles ou aiguës en général. Le premier phénomène qui se manifeste plus ou moins long-temps après l'action de la cause morbifique, consiste dans une diminution momentanée de l'énergie vitale. Le corps est saisi d'une horripilation générale; sa surface pâlit, devient plus froide, les yeux perdent de leur éclat, les traits se contractent, le volume des parties diminue au point que des habits jusqu'alors étroits paraissent élargis, que des bagues, qui avant étaient justes, tombent des doigts. Le pouls est petit, accéléré, sans force, et la vie semble abandonner la périphérie pour fuir vers l'intérieur avec le sang.

Mais cette concentration de la vitalité ne peut durer long-temps sans être suivie d'une réaction bienfaisante, d'où résulte un état opposé au précédent. Le pouls, tout en conservant de la fréquence, reprend de la force et de la plénitude, signe d'une circulation plus active; l'œil s'anime, la peau s'échauffe de plus en plus, et la chaleur, par son augmentation, amène une sueur, d'où résulte une détente universelle.

Ces phénomènes de réaction, dont le début signale

la lutte du principe conservateur avec celui qui tend à le détruire, décident quel est celui des deux qui doit triompher. Le premier ne l'emportera sur le second qu'autant que la somme des forces vitales qui produisent la réaction est suffisante pour faire cesser les changements morbides et en éliminer les produits.

Cette élimination, que l'on appelle crise, peut se faire par l'urine, par les flux intestinaux, les écoulements sanguins, et le plus souvent par la sueur. Quelle que soit la voie que la nature choisisse, la matière morbide, éliminée par la crise, porte avec elle le cachet de la maladie, dont elle annonce la fin. *La suractivité vitale, où la plasticité du sang augmente, où la production du calorique et l'échange des matières s'opèrent rapidement, s'appelle exacerbation fébrile, ou simplement fièvre.* C'est le moyen que la nature emploie pour effectuer ses guérisons.

Cette importante nécessité n'a pu échapper aux médecins observateurs. Ils savent depuis long-temps que les maladies aiguës ou fébriles se guérissent généralement d'elles-mêmes, et que, simple spectateur des efforts que fait l'organisme pour se débarrasser du principe morbide, le médecin doit les respecter et n'y prendre part que pour les régulariser et les maintenir au degré convenable. L'art était ainsi conduit à imiter la nature et à chercher dans les maladies qui ont épuisé les forces, à produire, en haussant artificiellement le ton des organes, les phénomènes réactionnels de la fièvre.

L'issue, dans ces maladies, est tout à fait différente. L'influence morbifique est trop puissante,
trop destructive, les lésions produites par elle trop
considérables. Alors, ou la vie s'éteint immédiatement, chez les foudroyés par exemple, où elle s'use
par des efforts inutiles, qui épuisent plus ou moins
rapidement les forces et amènent à la fin la mort
(la fièvre hectique des poitrinaires).

Il existe une analogie parfaite entre la réaction
universelle et celle qui est locale. Un exemple dé-
montrera mieux l'exactitude de cette proposition.
Supposez qu'une partie quelconque ait été blessée;
elle deviendra bientôt le siége d'une douleur plus
ou moins vive, d'une augmentation de chaleur,
d'un afflux plus considérable des liquides, d'un
gonflement plus ou moins marqué; en un mot, l'on
observera localement tous les symptômes qui accompagnent une réaction générale. Ici encore, comme
précédemment, leur développement n'amènera la ré-
paration des désordres produits par la cause vulnérante, qu'autant que la force réparatrice l'emportera
sur cette cause; car, si cette dernière est plus puissante, la partie lésée est frappée de gangrène, la
mort locale arrive.

Mais si la force curative de la nature est si puissante,
pourquoi donc avons-nous besoin des médecins et de
médicaments? Pourquoi des maux sans nombre en-
lèvent-ils prématurément la plupart des mortels?

Il est facile de répondre à ces questions. La manière dont nous vivons n'est pas entièrement con-

forme aux vœux de la nature; nous nous sommes créé mille besoins artificiels, qui, en nous énervant, troublent l'harmonie de nos fonctions. Les raffinements de la civilisation nous ont rendus sourds aux exhortations de l'instinct conservateur, que les sauvages, les enfants et les animaux savent encore écouter à leur grand profit. Il résulte de là, que notre santé n'est plus un bien-être parfait, mais seulement relatif. La détérioration de nos organes ne permettant pas aux fonctions de s'accomplir avec l'accord et l'énergie que leur avait donné primitivement la nature, leur réaction se montre insuffisante contre les aggressions sérieuses. Voilà d'où vient la foule des maladies qui nous assiégent, et pour la guérison desquelles l'homme a dû chercher un art qui rendît à l'organisme impuissant, les forces qni lui manqueraient. Telle est l'origine de l'art de guérir, origine aussi ancienne que le genre humain; car de tout temps il y a eu des êtres souffrants, des maux à soulager.

Mais cet art, pour être utile, doit imiter la nature; elle seule se montre toujours vraie, nous ne le serons jamais qu'en marchant sur ses traces. Or, c'est ce que n'ont pas fait toujours les médecins qui ont créé des systèmes. Ils ont ainsi manqué leur but, en s'écartant de celui que la nature a adopté et que suit la médecine hydrothérapeutique.

Regardons, pour être plus clairs, les chemins que nos systèmes usités adoptent pour effectuer les guérisons.

L'allopathie se propose de guérir par des moyens

qui excitent dans l'organisme des phénomènes diamétralement opposés à la maladie qu'elle veut combattre. *Contraria contrariis curantur*, voilà notre devise. Mais, est-ce que le médecin allopathe parviendra toujours au but qu'il se propose ? Ne lui arrivera-t-il pas de le dépasser, et de nuire tout en voulant être utile ? Ne voyons-nous pas tous les jours le mercure, le quinquina, l'iode, la saignée, les médicaments enfin qui passent pour avoir le plus d'efficacité, administrés même avec réserve, non-seulement échouer dans certains cas, mais même se montrer nuisibles ? Ne les voyons-nous pas prodigués par une main imprudente, faire dans l'économie animale des ravages, dont elle a peine à se relever. Un avantage qui parle à haute voix pour l'hydrothérapie, c'est qu'elle n'opère que des cures radicales. Que de cures temporaires, au contraire, n'observe-t-on pas à la suite des autres traitements ? Les drogues qu'on administre ne procurent souvent qu'une guérison apparente ; le principe morbide n'est point éliminé de l'organisme, et n'attend qu'une circonstance favorable pour recommencer ses ravages. Ainsi, pour ne citer qu'un exemple, on a vu souvent des malades, guéris en apparence par le mercure depuis des années, dont tous les symptômes de la maladie ont reparu sous l'influence des bains sulfureux.

L'homme réfléchissant ne saura juger les effets qu'il veut produire que par leurs causes. Pour lui, la relation des premiers avec les secondes doit être évidente, pour que son esprit scrutateur se puisse contenter. Plus les causes seront puissantes, plus les effets seront marqués, et vice versa.

C'est ce que n'ont pas voulu comprendre les homœopathes. Leur axiome: *Similia similibus curantur* n'a jamais été prouvé. L'homœopathie suppose plutôt une croyance aveugle à ses partisans. Des drogues, divisées en atomes imperceptibles, doivent, selon eux, donner au principe morbide une énergie telle, qu'il s'épuise par ses propres efforts. Il est facile de voir combien cette idée s'écarte de celle que nous devons concevoir, si nous observons la nature lorsqu'elle se suffit à elle-même à produire des guérisons. Les limites que nous nous sommes tracées nous empêchent de nous étendre davantage sur ce sujet; nous ajoutons seulement que nous ne concevons pas qu'un médecin raisonnant puisse adopter un système que réprouve la saine raison, et qui n'a jamais été compris ni par son auteur, ni par ses disciples. Celui qui propose une méthode médicale ne devrait jamais oublier que la guérison naît de l'organisme même, et que, pour être bonne, sa méthode doit reproduire fidèlement ce que fait la nature. Elle doit donc être telle, qu'elle tâche, en réveillant l'activité vitale, à développer une série d'efforts conservateurs d'une intensité proportionnée à l'état morbide, d'où résulte la cessation de celui-ci et le rétablissement complet de la santé.

ESQUISSE HISTORIQUE DE L'HYDROTHÉRAPIE.

L'application de l'eau, comme moyen curatif, n'est pas nouvelle en médecine. Mais les nombreux services qu'elle a rendus à la suite des modifications essentielles, qu'on lui a fait subir dans les derniers temps, la placent aujourd'hui parmi les agents thérapeutiques les plus efficaces.

Un coup d'œil rapide sur le passé va montrer la succession des changements de cette application jusqu'à nos jours.

Si nous lisons la Bible, nous voyons les bains froids prescrits dans une foule d'affections endé-miques, (la lèpre par exemple). La religion imposait aux femmes israélites, comme un devoir sacré, de se purifier dans l'eau de fleuve après l'écoulement des règles, des lochies, ou après un écoulement blennorrhagique. *Pythagore*, qui s'était convaincu chez les Égyptiens de l'influence salutaire des bains froids, les avait recommandés aux Grecs. *Les Spartiates* y étaient habitués dès leur enfance, et l'on voit cette coutume passer chez les Macédoniens. Les anciennes peuplades de l'Allemagne, au dire de *César* et de *Tacite*, ne devaient leurs forces herculéennes qu'à l'usage des bains froids, même pendant l'hiver.

Hippocrate employait l'eau froide contre les fiè-vres, les rhumatismes, les ulcères, les affections arthritiques, les hémorrhagies, la tympanite, l'éry-

sipèle, etc. *Erasistrate* s'en servait contre les inflammations du cerveau; *Celsus* soit comme moyen
diététique, soit pour combattre la léthargie, l'épilepsie,
la démence, la goutte, et il appelait le médecin *Cas-
sius : ingeniosissimum seculi nostri medicum*, parce
qu'il guérissait avec l'eau froide la faiblesse d'estomac, le choléra, l'hydropisie. *Musa*, fameux médecin du temps de l'empereur Auguste, guérit ce
dernier d'un engorgement intestinal du bas-ventre,
accompagné des symptômes de consomption. Ce médecin devint si célèbre par l'introduction des bains
froids dans la médecine, qu'on lui érigea des statues.
Agatinos de Sparte (80 ans après J.-C.) recommande
avec instance l'usage médical de l'eau froide. *Asclé-
piades* en parle principalement en traitant des maladies nerveuses, et c'est surtout dans les fièvres
nerveuses et hectiques, dans les coliques bilieuses,
que cet emploi a paru avantageux à *Galénus*. Le
médecin de l'empereur Justinien (450) *Oribasius*
s'exprime ainsi en parlant de l'eau froide : « Qui au-
» tem hunc brevem vitæ cursum sane cupiunt trans-
» igere, frigida lavari debent. Vix enim satis exsequi
» possum, quantum utilitatis ex frigida lavatione
» percipiatur » (*Coll.* liv. X, cap. 7).

Vers le moyen âge, les moyens simples et rationnels
furent oubliés pour l'assemblage des drogues plus ou
moins composées. Les médecins arabes, cependant, les
seuls qui exerçassent à cette époque la médecine d'une
manière sage et scientifique, restèrent fidèles à l'u-
sage de l'eau froide. Parmi eux, nous citerons *Avi-*

— 43 —

cenna (1036) et *Rhazes* (923) qui combattirent par
l'eau froide les fièvres chaudes, la petite vérole.

Des hommes éclairés, qui avaient reconnu toutes
les vertus médicinales de l'eau froide, ne manquaient
pas cependant plus tard. Nous voyons *Michele Sava-
norola de* Padoue (462) recommander les affusions
froides dans la goutte, dans la faiblesse des yeux et
dans les hémorrhagies utérines. *Cardanus* de Pavie
(1575) se plaint de ce que les médecins de son temps
négligent trop l'emploi de l'eau froide contre les affections arthritiques. *Van der Heyden* de Gand (1624)
cite une épidémie de dysenterie où l'eau froide lui
a beaucoup réussi. L'Anglais *Short* (1656) vante les
effets avantageux du même moyen dans l'hydropisie,
la morsure des chiens enragés. *Maximilien* Ier,
empereur d'Allemagne, atteint d'une fièvre typhoïde
combattue vainement par différents remèdes stimulants et toniques, et qui l'avait réduit à la dernière
extrémité, ne dut son salut qu'à l'eau froide qu'il
buvait secrètement en abondance : *Ehrenspiegel des
Hausses Oesterreich, Nürnberg,* 1868 *fol. p.* 1833.

DEUXIÈME PÉRIODE.

Ce n'est que dans le dernier siècle, qu'en Angle-
terre, en Italie, en France et en Allemagne, on voit
des médecins célèbres éveiller l'attention sur les
avantages que les modifications qu'ils avaient fait
subir à l'application de l'eau froide, pouvaient ap-
porter à l'art de guérir.

Parmi les Anglais, *Floyer* publia, de 1702 à 1722, six éditions de sa *Psychrolusie.* L'ouvrage du docteur *Hancocke*, où il considère l'eau comme étant le meilleur remède contre la fièvre et la peste, en eut jusqu'à sept, dans le courant de cette même année 1722. Nous ne ferons que citer *Lucas, Huxham, Masongood, Falcon, Shaw, Jackson, Lodge, Crates, Poppe,* et *Wright* lequel guérit les fièvres malignes par des affusions froides. Mais c'est le célèbre *Currie* dont l'ouvrage (1797) contribua le plus à généraliser l'usage de l'eau froide dans la médecine, contre le typhus, la fièvre putride, la scarlatine, etc.

Les Italiens ne restèrent pas en arrière. Nous distinguons entre autres *Fondaro, Monetta, Rognetta* et, avant tout, le père *Bernardo Maria di Castragione,* qui fit à Malte pendant les années, 1724 à 1725, des cures merveilleuses. Il combattit principalement les fièvres pétéchiales, les éruptions, etc. Il fut imité par *Cirillo,* célèbre médecin napolitain, qui s'était guéri lui-même par l'eau froide d'une hypocondrie invétérée. Nous mentionnerons encore *Blondi, Palazzo, Sancassoni, Benevoli, Caldani,* etc.

Les médecins français qui ont le plus généralement recommandé l'usage de l'eau froide sont *Percy, Geoffroy, Noguez, Joubert, Martel, Lamorie, Chirac, Lombard, Larrey, Tissot,* etc., et dans les derniers temps *Tanchou.*

En tête des médecins allemands qui parlèrent du même sujet, nous placerons l'illustre *Hoffmann,* qui fit, vers la fin du siècle passé, beaucoup d'expériences très heureuses sur l'usage de l'eau froide. Parmi le grand nombre de ceux qui suivirent ses traces, les plus remarquables sont : *Hubertus, Heger, Hahn* père et fils, *Fröhlich, Kolbany, Harder* oncle et neveu (le premier avait sauvé son enfant, dangereusement malade du croup, par l'application de l'eau froide), *Mylius, Reuss, Pitschaft, Brandis, Hegewitsch, Stieglitz, Van Swieten, Ferro, Pfeiffer, Dzondi, Wedekind, Ackermann, Müller, Marcus, Löbelstein-Löbel, Osiander, Hahnemann, et les deux coryphées de l'école allemande moderne, Hufeland et Frank.* Nous citons parmi les chirurgiens : *Theden, Schmucker, Zeller, Kern,* qui l'emploient exclusivement dans le cas de contusions, blessures, hémorrhagies, brûlures, etc.

TROISIÈME PÉRIODE.

Jusqu'alors, les annales de l'art n'offraient que des faits isolés sur les propriétés thérapeutiques de l'eau froide ; personne n'avait songé, en rapprochant ces faits, à les analyser, afin d'en tirer tout le parti possible. On n'avait pas vu que l'usage de l'eau froide établi selon les principes d'une bonne théorie, pouvait vaincre une foule de maladies qui résistaient avec opiniâtreté à tous les traitements, et par conséquent donner lieu à la pratique la plus heureuse, la plus riche en succès. On ne savait pas que de cet usage résultait simultanément une nouvelle énergie, un rajeunissement des organes épuisés par la souffrance et les médicaments, qui avaient eu pour but de la faire disparaître. *On ignorait enfin la manière de rendre l'eau froide plus efficace encore, en faisant précéder son application d'une transpiration caractéristique, combinaison aussi sage qu'utile.* Tout en nous réservant le soin de parler plus tard en temps et lieu convenables de l'importante et essentielle modification, que cette transpiration apporte dans l'usage de l'eau froide, nous dirons cependant, par anticipation, que *Priesnitz* (1), en la produisant le premier, a eu la gloire de trouver un moyen de guérir facilement beaucoup de maladies que l'on regardait comme incurables ou très difficiles à guérir.

Nous déterminerons plus tard quelles sont les maladies que le traitement hydrothérapeutique combat avec le plus de succès, et quel est le rapport de ce traitement avec ces maladies. Il ne nous reste plus qu'à donner quelques détails sur la localité où Priesnitz a fondé son établissement, qui a servi de modèle à un grand nombre d'autres, en Allemagne.

C'est sur une montagne élevée, dans la chaîne des Sudètes (dans la Silésie autrichienne, aux frontières de la Prusse), que Priesnitz a fait ses premiers essais, et c'est là que sont venus le chercher des centaines de malades. C'est au milieu d'une sombre forêt qu'il les a reçus, et qu'il a entrepris de les guérir, sans autre auxiliaire qu'un air pur, l'eau jaillissante des rochers, et un talent merveilleux, qui sait modifier et adapter à chaque individu, d'une manière

____

(1) Voyez l'Avant-propos.

variée jusqu'à l'infini, un traitement en apparence
si simple, si uniforme.

Mais en vain on lui demanderait la théorie, les
principes de son traitement. Quelle que soit l'activité
et l'énergie de ses idées, il ne saurait les exprimer ;
ce n'est qu'en l'observant de près qu'on les peut
abstraire de ses actions, qu'on peut le voir suivre
les lois de la physique et de la physiologie, sciences
dont les noms mêmes lui sont inconnus.

Dans son site sauvage on voit éparses quelques
chaumières de paysans, dont la maison de Priesnitz
ne se distingue en rien. Parmi elles, s'élèvent deux
bâtiments plus grands, construits en grande partie
en bois, et destinés à loger ceux qui ont recours à lui.
Ils y sont fort à l'étroit, et manquent de beaucoup de
conforts ; mais, loin d'en être rebutés, tous sont soutenus par l'espoir de recouvrer la santé. Beaucoup y
passent même l'hiver, extrêmement rigoureux dans
ces montagnes, où, au mois d'août, je n'ai trouvé,
avant le lever du soleil, que six degrés de chaleur.
Mais Priesnitz pense que plus la température de
l'eau est basse, plus elle est efficace ; et d'ailleurs la
cure, une fois commencée, ne peut être interrompue
sans préjudice pour le malade (Voyez la description
du traitement).

Nous ne terminerons pas cette esquisse historique
sans exprimer le désir ardent que nous avons de
voir bientôt les médecins français donner leur adhé-
sion à cette modification de l'art médical.

Définition et but du traitement hydrothérapeutique.

C'est un traitement qui a pour but d'exciter et de régler, sans les secours des médicaments, la force médicatrice, innée à l'organisme, pour guérir les maladies. L'emploi extérieur de l'eau froide, son administration à l'intérieur, la transpiration produite par l'accumulation de la chaleur organique autour du corps, la diète, un régime approprié, sont les seuls moyens qu'il emploie pour arriver à ce but.

Nous avons dit (page 3), et nous croyons utile de le rappeler, que le dérangement organique que constitue la maladie, consiste tantôt dans une exaltation trop grande de l'activité vitale, tantôt dans une prostration de cette même activité, d'autres fois enfin dans des irrégularités fonctionnelles en plus ou en moins.

Ces différents états morbides, lorsqu'ils viennent à se dissiper, peuvent laisser après eux des produits anormaux, dont l'économie ne parvient pas toujours à se débarrasser. Latents d'abord et sans influence nuisible, ils ne tardent pas ordinairement à devenir une source féconde de nouvelles maladies. Ces quatre conditions pathologiques dont l'organisme est susceptible, établissent autant de modifications hydrothérapeutiques appropriées à chacune d'elles. C'est ainsi qu'on verra ce traitement, dirigé convenablement, calmer la vitalité trop exaltée et qui se consume d'elle-même, stimuler les forces pour les porter à un degré convenable lorsqu'elles sont insuffisantes, et lever l'obstacle qui les enchaîne, lorsqu'elles ne sont que comprimées, rétablir l'harmonie là où elle n'existe plus, débarrasser l'économie des matières morbides et des produits anormaux qui la fatiguent; *enfin rendre à l'organisme, au moyen de sa propre activité, une énergie graduelle et toujours croissante.*

Considérations générales sur l'eau, sur l'étendue de ses usages, sur la nécessité de sa coopération à tout ce qui existe, sur ce que l'analyse chimique nous apprend de son influence sur la vie.

Avant de parler des effets de l'eau froide sur l'organisme, qu'on nous permette de nous arrêter un instant sur les usages et sur le rôle qu'elle remplit, rôle si important qu'il semble que la nature ait voulu nous avertir de la grande efficacité d'une substance qui a tant d'analogie avec les éléments qui nous composent.

L'eau est un des attributs inséparables de la vie. Elle est indispensable et à la nature organisée et à celle qui ne l'est pas. Il suffit, en effet, d'enlever au cristal son eau de cristallisation, pour qu'aussitôt il perde sa forme et tombe en poussière.

Mais c'est surtout dans le règne organique que l'eau montre toute sa puissance. C'est elle qui fait naître, croître et développer les plantes. Nous voyons la vie s'échapper de son sein et se révéler à nous par la présence d'animalcules dont le nom d'infusoires atteste l'origine, et la nécessité, pour leur conservation, de la présence du fluide générateur.

En remontant les échelons de la vie organique, depuis ce simple entozoaire jusqu'à l'organisation la plus parfaite et la plus compliquée, nous rencontrons partout l'influence de ce fluide. Il concourt à donner naissance à l'embryon, et l'entoure pendant son développement, afin de le protéger contre les influences nuisibles. C'est lui qui, selon l'opinion de plusieurs physiologistes célèbres, nourrit cet embryon jusqu'au moment où, suffisamment développé, il se sépare de l'être dans le sein duquel il a pris naissance.

Quelle que soit l'époque de la vie, l'eau n'abandonne jamais nos organes. Elle forme la base et le véhicule de nos fluides, et pénètre avec eux dans toutes nos parties pour leur donner cette souplesse et cette élasticité nécessaires à l'accomplissement de leurs fonctions.

En un mot, ce fluide, répandu partout avec profusion, est une des premières conditions de la vie, et, selon quelques géologues, l'élément générateur de notre globe. Elle en entoure et pénètre la masse, au-dessus de laquelle on la voit encore s'élever sous forme de vapeurs et de nuages pour retomber ensuite à sa surface et la féconder.

L'analyse chimique de l'eau est une nouvelle preuve de la grande influence de ce liquide. Cette analyse nous le montre formé de plusieurs principes, dont l'un, appelé oxygène, est tellement nécessaire

à l'entretien de la vie, que l'existence la plus fortement constituée ne saurait s'en passer. C'est lui qui
concourt si puissamment à l'accomplissement du
grand acte de la respiration. En pénétrant dans les
poumons, il va dépouiller le sang noir de son carbone, le transformer en sang rouge, et le rendre ainsi
apte à la nutrition. Mais l'influence de l'oxygène est
surtout visible dans la combustion, [phénomène qui
ressemble tant à celui de la vie.

Le second principe qui entre dans la composition de l'eau, est l'hydrogène, principe polaire-
ment opposé à l'oxigène. Si dans celui-ci nous trouvons le stimulus par excellence, et en quelque sorte
l'essence de la vie, dans l'hydrogène, nous trouvons l'élément le plus propre à qualifier la matière.
Aussi le rencontrons-nous là où la nutrition a accu-
mulé ses matériaux (dans la graisse par exemple); et,
pour revenir à l'analogie de la combustion, citée plus
haut, c'est précisément l'hydrogène qui brûle avec
le plus d'intensité.

L'analyse chimique nous démontre enfin dans
l'eau la présence d'un troisième principe qui est l'a-
cide carbonique. Quoiqu'il ne doive pas être mis au
nombre de ses éléments intégrants, nous le trouvons
cependant uni à l'eau, lorsqu'on prend ce liquide
immédiatement à sa sortie du sein de la terre. Cet
acide carbonique donne à l'eau des qualités digestives,
stimulantes et rafraîchissantes, qualités dont nous
parlerons plus en détail en traitant de l'emploi de ce
liquide, tant intérieurement qu'extérieurement.

Plusieurs raisons portent à croire que le degré de froideur de l'eau est en rapport avec la quantité d'acide carbonique qu'elle contient. Cette idée semblera moins difficile à admettre, si on se rappelle que, parmi les gaz, l'acide carbonique est le seul capable de se solidifier, et de congéler ensuite le mercure en repassant à l'état gazeux.

DE L'ACTION DE L'EAU FROIDE SUR L'ORGANISME VIVANT.

PREMIER MODE D'ACTION.

L'eau froide agit sur l'organisme vivant d'après les lois du contraste, comme calorifique et comme tonique, ou pour parler plus clairement, son application produit de prime-abord une sensation de froid et de faiblesse à laquelle succède un sentiment de chaleur et d'énergie.

C'est un fait connu en physique, que, de deux corps d'une température inégale, le plus chaud cède de son calorique à l'autre, autant qu'il lui en faut pour que sa température devienne égale à la sienne. Mais cette loi, appliquée aux corps organisés, n'aura de valeur que dans les premiers moments du contact. Il est une autre loi de l'économie vivante qui contrebalance la première, et qui donne à chaque être la faculté de produire pour lui-même de la chaleur pour conserver toujours au même degré celle qui lui est propre. Mais cette production trop augmentée du calorique finit par fatiguer, par épuiser l'économie ; de là l'état de souffrance qui résulte de la soustraction de la chaleur.

Les phénomènes dont nous venons de parler se résument chez un homme bien portant, lorsqu'il prend un bain froid. Quel malaise n'éprouve-t-il pas au moment où il y entre? Tous ses membres sont saisis d'un tremblement universel; la surface de son corps se crispe et pâlit; ses traits se contractent; toutes ses parties diminuent sensiblement de volume; le sang, chassé de la périphérie, reflue vers le cerveau, le cœur, les poumons et les viscères abdominaux, qu'il congestionne, et fait naître ainsi un sentiment d'oppression et de gêne dans le jeu des organes. Ces résultats sont évidemment la conséquence de la soustraction de la chaleur par l'eau froide. Cette soustraction sera d'autant plus rapide, que le corps sera plongé dans un milieu qui aura plus de capacité pour le calorique. C'est par cette raison qu'un bain à 15° nous semble froid, tandis qu'une semblable température de l'air nous paraît assez chaude.

Pour revenir aux effets du froid sur notre corps, nous verrons que la double propriété qu'il a ici d'enlever du calorique et de produire, par une astriction périphérique générale, un refoulement intérieur des liquides, explique la diminution de volume et la pâleur, et que, dans ce refoulement, on trouve la cause des congestions, qui, en gorgeant de sang les organes, les empêchent de fonctionner librement.

Mais ce désordre apparent, cet enchaînement des fonctions ne sont que momentanées. La sédation produite par le bain froid est bientôt suivie, d'après

les lois du contraste, d'une excitation, d'une activité
plus énergiques, d'un redoublement de force, qui,
obligeant les fluides à reprendre leur cours, les re-
poussent vers la périphérie; en même temps, le système nerveux se réveille, sa réaction se joint à la
circulation devenue plus rapide, pour concourir à
la reproduction du calorique et au rétablissement de
l'équilibre. Ces efforts de l'organisme ne tardent pas
à amener les changements les plus avantageux. La
chaleur de la peau annonce un surcroît de calorique ;
un bien-être indéfinissable se manifeste, les forces
sont plus grandes ; en un mot, toutes les fonctions s'accomplissent avec plus de régularité et
d'énergie. Ces phénomènes, qui ne sont pas le résultat de l'administration des médicaments stimulants, mais uniquement ceux de la puissance vitale,
sont empreints d'un caractère évident de stabilité,
que leur imprime la source même d'où ils sont sortis,
*car les productions de la nature portent toujours avec
elles le cachet de la durée.* Leur agent, ou l'eau froide,
par sa propriété astringente au moment du contact,
augmente la cohésion, et tend ainsi à fortifier et à
rendre aux organes le ton qui leur est nécessaire et
d'où résulte l'effet tonique.

Nous ne pouvons passer sous silence un autre effet
de l'eau froide sur l'organisme, effet en tout analogue
à celui que nous venons d'exposer. L'eau froide, en
enlevant son calorique au corps, le débarrasse en
même temps et en même proportion de son électricité,
et cette soustraction se fait encore en mettant l'or-

ganisme dans des conditions telles, qu'il la reproduise avec une nouvelle intensité.

On obtiendra de semblables résultats en employant l'eau froide sous forme de boissons, d'injections, de douches, de fomentations. Sous ces différentes formes, c'est encore de l'action immédiate et secondaire de ce liquide, que dériveront ces heureux effets, que nous avons appelés toniques.

SECOND MODE D'ACTION.

L'eau froide agit par révulsion en détruisant, après l'avoir détourné d'une partie, l'excès de vitalité qui s'y trouve.

Des rapports sympathiques existent entre tous nos organes, et leur servent de moyens d'union. C'est par l'intermédiaire de ces liens que le cerveau, par exemple, réagit sur l'estomac, les mamelles sur l'utérus, en un mot qu'ils s'avertissent mutuellement de ce qu'ils éprouvent. Si, mettant à profit cette influence réciproque des organes les uns sur les autres, on se reporte à l'action stimulante et tonique de l'eau froide, on concevra sans peine comment cette action, lorsqu'elle s'exercera sur une de nos parties, ira retentir dans celle avec laquelle elle est sympathiquement unie. Cet emploi de l'eau, ainsi modifié, est un moyen précieux, qui, appliqué convenablement, peut produire les effets les plus salutaires.

TROISIÈME MODE D'ACTION.

L'eau agit par l'acide carbonique qu'elle renferme.

Nous ne parlons ici que de l'eau qui s'échappe et

que l'on recueille immédiatement à sa sortie du sein de la terre, celle qui coule à sa superficie étant privée de l'agent si puissant qui nous occupe.

L'usage convenable de l'eau, dont les qualités sont telles que nous les avons indiquées, a pour effet de produire une excitation bienfaisante du centre gastrique. Cette excitation se propage par voie de continuité au reste de l'appareil digestif, et par voie de sympathie aux autres organes. De là une activité plus grande dans toutes les fonctions, dont l'accomplissement régulier donne lieu à une bonne nutrition, et par suite à une organisation plus parfaite.

Employée à l'extérieur, au bain, cette eau produira des effets analogues aux précédents. Si l'on considère la haute importance de la peau dans l'écomie animale, on verra que la manière d'être de cette enveloppe doit avoir une grande influence sur le reste de l'organisme. Comme cette influence joue un rôle principal dans ce traitement, et que nous y reviendrons plus tard avec détail, nous nous contenterons de faire remarquer ici que l'acide carbonique renfermé dans l'eau est un des agents les plus propres à développer dans le système cutané des excitations variées.

QUATRIÈME MODE D'ACTION.

L'eau, en sa qualité de fluide, agit par voie d'imbibition et par voie d'absorption.

Les effets de l'eau froide ne sont aussi sûrs et aussi

prompts, que parce qu'elle pénètre nos tissus avec une rapidité sans égale. Le médicament solide, avant de s'assimiler, doit se dissoudre. L'eau, au contraire, soit sous forme de boisson, ou d'injection, de quelque manière enfin qu'on l'administre, n'est pas plus tôt présentée aux bouches vasculaires absorbantes, que celles-ci s'en emparent et la font passer en la mêlant à la lymphe et au sang dans le torrent circulatoire. Cette facilité de pénétration donne à l'eau la puissance dissolvante qui atténue les humeurs trop épaisses et facilite leur circulation. C'est sous l'influence de cette même propriété, que les engorgements viscéraux les plus opiniâtres se ramollissent et se prêtent plus facilement à l'absorption, qui se fait avec une intensité proportionnée à l'énergie des autres fonctions, et que l'activité des sécrétions et des excrétions redouble et amène les crises bienfaisantes dont nous parlerons plus tard.

Certain emploi de l'eau froide met surtout hors de doute sa qualité pénétrante. Tout le monde connaît la propriété qu'a le bain d'étancher la soif et de rendre l'excrétion de l'urine plus abondante ; ce qui prouve, jusqu'à l'évidence, que de l'eau s'est introduite dans notre économie en certaine quantité.

Nous renvoyons à l'article des crises cutanées, ce que nous avons à dire de la double vertu que possède l'eau froide d'être absorbée, tout en excitant les téguments, et de sa puissante coopération pour produire ces crises si importantes à nos yeux.

DES MOYENS AUXILIAIRES DU TRAITEMENT HYDROTHÉRAPEUTIQUE.

De la transpiration.

Plusieurs raisons d'une valeur non équivoque démontrent l'efficacité de ce moyen, auquel nous avons recours dans un assez grand nombre de cas.

En faisant de la peau un organe excrétoire, nous imitons la nature qui la choisit si souvent pour se débarrasser des matières morbides, dont elle est surchargée. Dans combien de cas ne voyons-nous pas ces matières nuisibles, unies à une transpiration abondante, s'échapper par les pores largement ouverts de l'enveloppe cutanée ? Et ce que nous disons n'est pas une pure hypothèse, car chaque maladie imprime à la sueur des qualités particulières reconnaissables au toucher et à l'odorat. Ainsi l'odeur de la transpiration ne sera pas la même chez un goutteux et chez un individu atteint de la scarlatine.

Mais la sueur toute seule ne constitue pas toujours la crise. Si un mal enraciné empêche le libre accomplissement des fonctions, il en résulte la formation des produits imparfaits, et par suite l'altération des humeurs et une nutrition vicieuse ; alors, en portant l'activité vitale à un degré convenable d'excitation, on la verra diriger ses efforts contre les obstacles qui, en empêchant le rétablissement de l'équilibre, entretiennent le trouble dans l'organisme. C'est encore la peau qui deviendra la voie éliminatrice, et alors on verra apparaître des abcès nombreux, des ulcères, des éruptions particulières. Ces phénomènes, résultats journaliers du traitement hydrothérapeutique, s'observent principalement dans les maladies causées par une discrasie quelconque, par la présence d'obstacles matériels dans l'organisme (comme dans la goutte, la syphilis, les scrofules). Ces résultats parlent d'autant plus haut en faveur de notre méthode, que cette crise est constamment suivie d'une amélioration qui augmente chaque jour et amène une guérison radicale.

La transpiration, que nous excitons toujours par le moyen le moins irritant possible, est déjà seule capable de reporter l'excès de vitalité d'un organe intérieur sur un organe extérieur de moindre importance. La sueur et les produits qu'elle entraîne, en coulant abondamment, enlèveront en même temps le surplus de calorique et d'électricité dont le bain froid, dans lequel le malade sera bientôt plongé, favorisera encore la déperdition.

La transpiration a non-seulement pour effet avantageux de préparer la peau, par son excitation et la dilatation de ses pores, à absorber l'eau plus facilement, mais elle produit un effet plus salutaire encore en provoquant directement l'absorption par la nécessité où elle place les organes, de réparer les pertes qu'ils ont subies par la soustraction des liquides viciés qu'elle a enlevés à l'économie. Lorsque les conditions de cette absorption existent, il en résulte une substitution d'un fluide excitateur et vivifiant qui

sympathise avec nos humeurs. *Cette heureuse substitution, dont les bons résultats sont de plus en plus
marqués, nous permet de dire avec raison, que nous
avons pu rétablir des organisations parfaitement dé-
labrées, et que nos malades ne nous quittent qu'avec
un corps restauré dans toutes ses parties et débarrassé
des productions anormales, causes ou suites de la
maladie.*

Tout ce que nous avons dit, pourrait faire croire
que la peau est le seul organe excrétoire par lequel
les crises s'effectuent : nous sommes loin de le penser ;
car nous n'ignorons pas que le médecin ne peut pas
toujours disposer à son gré de l'enveloppe du corps,
et qu'il est d'autres voies par où les crises peuvent
avoir lieu. Nous n'avons pas oublié, en effet, que
notre traitement met l'organisme dans des conditions qui lui permettent de surmonter les maladies
par sa propre activité, et de la manière la plus conforme au vœu de la nature. Par cette raison, et
comme la nature, pour effectuer ses crises, choisit
selon l'idiosyncrasie et les affections, telle voie plutôt
que telle autre, nous tâchons alors de favoriser cette
direction, en agissant principalement sur les organes
qui sympathisent avec ceux par l'intermédiaire des-
quels la crise semble vouloir s'opérer. *Mais, ainsi
que nous l'avons déjà fait remarquer dans les considérations générales sur l'action de l'eau froide,
comme il est bien constaté que la peau, soit à cause
de sa structure et de ses fonctions, soit à cause de
son étendue et de ses sympathies nombreuses, est*

l'agent de prédilection de la nature pour opérer ses crises, il est évident que l'expérience nous indique cet organe comme étant celui que nous devons le plus souvent transformer en organe excrétoire artificiel.

La transpiration, chez nos malades, peut, à cause du procédé employé pour la faire naître, être appelée, faute de meilleur terme, *transpiration passive. Par ce procédé nous donnons lieu à la sueur la plus abondante, sans produire d'irritation sensible dans le système sanguin,* et en excitant très légèrement la peau dont les vaisseaux capillaires se dilatent et se remplissent de fluides séreux. Nous favorisons l'accumulation et l'écoulement de ces fluides séreux, en enveloppant hermétiquement le malade de manière à concentrer autour de son corps la chaleur qu'il dégage, et en même temps, nous écartons avec le plus grand soin tout stimulant, soit intérieur, soit extérieur. Nous permettons seulement à nos malades, ainsi enveloppés, et dont la tête même est couverte de compresses froides, de boire autant d'eau fraîche qu'ils le désirent; car nous savons que dans ce cas l'eau froide a le double effet de soulager et d'aider par la force de répulsion la poussée des humeurs vers la périphérie du corps. Aussitôt que la transpiration a commencé, nous n'hésitons pas à établir un courant d'air, afin de produire, d'après une loi bien connue de la physique, en dissipant les vapeurs formées, une évaporation plus abondante.

Si nous avons affaire à une peau rebelle sur laquelle les moyens précédents restent sans influence, nous en venons alors à l'emploi des frictions sèches, des lotions froides ou de draps de lit mouillés et froids, dans lesquels nous enveloppons le malade, et ainsi nous ne manquons jamais de rappeler la sueur la plus capricieuse.

Voilà comme nous agissons pour éviter dans la circulation une excitation, qui nous empêcherait de plonger notre malade couvert de sueur, dans un bain d'une température de 4 à 5° Réaumur. Les poumons ne sont pas échauffés comme dans les bains russes, par exemple ; les fomentations froides sur la tête préviennent les congestions vers cette partie, en sorte que nous exposons sans crainte l'organisation la plus faible, la plus délicate, à ce changement subit de température, avec la certitude de ne produire que des effets salutaires.

Afin d'amener les phénomènes que nous venons d'exposer, nous procédons de la manière adoptée dans les grands établissements d'Allemagne où l'on obtient tant de succès.

Pour empêcher tout contact avec l'air extérieur, le malade, vers les quatre à cinq heures du matin, est enveloppé jusqu'au cou dans une couverture de laine grossièrement tissée. Cette première enveloppe est rendue plus épaisse par l'addition d'une nouvelle couverture de duvet, de fourrure ou de toute autre substance qui ne favorise pas la déperdition du calorique. Bientôt l'accumulation de la chaleur que dégage le corps du malade forme autour de lui une athmosphère, qui fait naître dans le plus grand nom-

bre de cas une transpiration plus ou moins abondante. Ce phénomène si fortement influencé par les
variations de la température extérieure, ne l'est pas
moins par la différence des constitutions. Il y a des
malades dont le lit se trouve trempé de sueur dans
une demi-heure; d'autres, au bout de trois ou quatre
heures, transpirent à peine. Nous avons observé bien
souvent (chez les goutteux, par exemple) que la
partie souffrante était la dernière à transpirer, et
que cette sueur annonçait toujours le commencement
d'une réaction sur laquelle on devait fonder les meilleures espérances. Enfin, comme nous l'avons déjà
dit, lorsque la peau se trouve dans des conditions qui
rendent la transpiration difficile, on la dispose par
des frictions sèches, des lotions froides, et lorsqu'elle
se montre rebelle encore, alors on a recours aux draps
de lit mouillés et froids dont on enveloppe le corps.
Le traitement que nous venons d'exposer donne lieu
à une évacuation incroyable de liquides doués de
qualités différentes que l'on peut apprécier.

Dès que le médecin, placé en observateur près de
son malade, jugera qu'il a assez transpiré, il le fera
mettre aussi vite que possible dans un bain froid,
préparé d'avance près de son lit. La première im-
pression, toujours désagréable, une fois surmontée,
le malade éprouve une sensation de bien-être, avant-
coureur d'une guérison qui devient d'autant plus pro-
bable que la surface de l'eau se couvre d'une matière
visqueuse et gluante formée par les matières morbides dont la transpiration vient de nettoyer l'orga-

nisme. Ce moment, où nous exposons le malade à l'influence vivifiante et excitante de l'eau, et où nous cherchons à substituer aux humeurs morbides un principe salutaire, exige impérieusement la présence du médecin. Les instants que les malades passent au bain doivent être comptés. Le plus petit retard peut devenir immédiatement nuisible. Ainsi, certains malades ne resteront qu'une minute au bain froid; nous y laisserons d'autres jusqu'à l'entrée du second frisson; nous élèverons la température du bain pour ceux qui sont très délicats et d'une grande sensibilité; d'autres fois, au contraire, nous la baisserons artificiellement autant que possible, et chacune de ces modifications est d'une haute importance que l'expérience a suffisamment prouvée.

Sorti du bain, le malade, essuyé et promptement habillé, commencera une promenade, pendant laquelle il boira de l'eau abondamment, en évitant cependant l'excès, qui s'annoncera par une pesanteur incommode à la région de l'estomac. L'habitude fait des prodiges en cette occasion; car nous avons observé des malades, au commencement presque hydrophobes, avaler ensuite avec avidité vingt ou trente verres d'eau froide par jour. Après la promenade, on sert un déjeuner nourrissant, et conforme, quant à la qualité, aux exigences de la maladie et aux facultés digestives des malades. Les boissons irritantes, spiritueuses, même les plus légères, sont défendues. Quant à la quantité des aliments, elle est mesurée sur l'appétit de chacun, qui augmente en proportion de l'énergie vitale ou de l'activité de l'assimilation. C'est un vrai plaisir pour nous de voir nos malades, même ceux qui souffraient naguère de dyspepsie, dévorer les aliments qu'on leur présente.

Le temps qui s'écoule jusqu'au dîner est différemment employé, mais toujours dans le but d'accélérer la guérison. L'état des malades règle cette différence. Pendant que ceux qui ne font que commencer le traitement, qui sont délicats et faibles, ou ceux dont le mal doit céder facilement, se livrent à des exercices gymnastiques, d'autres, plus forts ou atteints de maux chroniques plus opiniâtres, plus douloureux, subissent l'application de différentes modifications du traitement, en se soumettant à l'influence de l'eau froide employée tantôt en pluie, en poussière, tantôt en douche, moyen héroïque par son efficacité, dont on peut varier l'effet avec la hauteur, le volume de la colonne du liquide et la durée de son application. D'autres encore prennent des demi-bains, des bains de siége, des bains de pieds, selon les effets dérivatifs et corroborants qu'on veut produire.

Pour expliquer l'influence de ces modifications, nous y reviendrons en parlant de quelques observations pratiques qui la démontrent. Ces malades dont la peau aride et sèche fonctionne mal, emploient les lotions froides, tandis que ceux qui n'ont que des maux purement locaux se soulagent par des fomentations plus ou moins fréquentes. Mais, en général, tous doivent s'efforcer de se donner le plus de mouvement possible, et de boire la plus grande quantité d'eau fraîche que leur estomac pourra supporter sans fatigue.

Pour permettre aux malades de continuer l'emploi des moyens curatifs et de se livrer au repos, le dîner aura lieu peu après midi, et le repas sera encore pris avec un plaisir égal à celui du matin. Les goutteux, les vénériens, les individus atteints de maladies chroniques, qui ont subi pendant des mois et des années non-seulement les tortures inhérentes à leurs maux, mais aussi les conséquences de l'administration de différents médicaments qui, en altérant leurs fonctions digestives, les ont privés d'appétit, ceux qui ont respiré l'air malsain des lieux renfermés éprouvent les premiers les effets bienfaisants d'un traitement qui, en les exposant à l'air libre et à l'eau fraîche, sources de toute santé, leur rend par degrés leurs forces vitales dont le retour s'annonce par un appétit croissant, une nutrition meilleure.

L'emploi du temps dans l'après-midi est aussi varié. Autant on nous a vu recommander l'exercice et l'usage intérieur de l'eau froide dans la matinée, autant nous les défendrons tous les deux dans les premières heures qui suivent le dîner; cette défense cependant ne s'applique pas aux personnes atteintes d'obésité. Généralement alors nous faisons en sorte, et en évitant le sommeil, de procurer du repos au corps et à l'esprit. La première digestion achevée (nous la supposons de trois heures, en ayant soin cependant de tenir compte des individualités qui peuvent modifier sa durée), nous revenons à l'usage des moyens thérapeutiques de la matinée. Toutefois, nous n'y soumettons pas ceux dont l'organisation délicate s'oppose à cette répétition, ni ceux dont les crises commençantes nous imposent une suspension temporaire. Il est des constitutions au contraire assez fortes pour permettre de renouveler la transpiration et le bain froid consécutif. Une seconde application de la douche nous paraît trop irritante; nous la proscrivons en conséquence chez tous nos malades, et nous leur recommandons de nouveau l'exercice et l'usage intérieur de l'eau froide. Après un léger souper, nous faisons coucher les malades, afin de leur procurer un repos dont ils ont grand besoin, et de les mettre à même le lendemain de se soumettre de grand matin aux exigences du traitement.

Réflexions sur l'influence particulière des demi-bains, des bains de pieds, des fomentations, de la douche, etc., etc.

Ces moyens auront une double influence; ils produiront d'abord les effets généraux de l'eau froide, puis ceux qui résultent de son application modifiée.

Les *demi-bains* produisent un effet puissamment dérivatif, lorsque la vitalité est trop exaltée dans les parties sus-diaphragmatiques, comme cela a lieu dans les congestions cérébrales, la migraine, l'irritation des yeux, l'épistaxis, le crachement de sang résultant d'un mouvement fluxionnaire vers les poumons, etc. Si, au lieu de ce demi-bain, où toute la partie inférieure du corps depuis l'ombilic est en contact avec l'eau, le siége seul se trouve plongé dans le liquide froid, on a un bain local très propre à faire cesser l'irrégularité fonctionnelle dans les parties du bas-ventre. Nous ne connaissons pas de moyen plus efficace pour faire couler les hémorroïdes, contre les obstructions, les coliques, etc. Ce bain, par ses propriétés toniques et stimulantes, fait sortir l'utérus de son engourdissement, et dissipe ainsi certaines aménorrhées et dysménorrhées. Les mêmes propriétés sont encore d'un grand secours dans les maladies des organes génitaux, où l'atonie est le caractère dominant (les écoulements chroniques, les pertes séminales involontaires, par exemple).

Il en est de même des bains de pieds. Ils sont employés soit comme dérivatifs, soit pour combattre directement les maladies locales, les engelures, la faiblesse des extrémités inférieures, etc. Mais le paroxysme du podagre est, sans contredit, l'affection qui cède le plus souvent et le plus facilement à leur usage.

Les fomentations froides agissent comme antiphlogistiques, résolutifs, et surtout comme antispasmodiques.

L'effet antiphlogistique des fomentations froides est trop connu pour que nous nous y arrêtions; nous ne ferons également que mentionner l'emploi qu'en font les chirurgiens pour obtenir la résolution de ces tumeurs que l'on a nommées tumeurs froides. Quant à la grande efficacité des fomentations froides dans les spasmes, nous en pouvons donner la preuve. Nous avons vu guérir et nous avons guéri nous-même, par l'usage de ces fomentations unies à un régime approprié, des affections spasmodiques qui s'étaient montrées rebelles à tous les médicaments. Il semble que l'humidité froide, longtemps en contact avec les parties souffrantes, en leur enlevant l'excès de chaleur et d'électricité qu'elles possèdent, exerce cette influence salutaire qui reçoit de la vertu tonique et corroborante de l'eau toute la durée nécessaire. Aussi faisons-nous renouveler ces fomentations quatre à cinq fois par jour, tantôt en leur donnant le temps de sécher, d'autres fois de s'échauffer sensiblement. Souvent les parties sur lesquelles on les fait deviennent le siége d'une transpiration continuelle et abondante, et même d'une éruption érysipélateuse qui est *suivie* d'un soulagement marqué.

Les lotions froides ont des effets analogues à ceux du bain froid. Plus faibles, elles ont l'avantage de pouvoir être employées localement dans certains cas. Ainsi, nous pratiquons ces lotions sur le trajet de la moelle épinière, dans le cas de faiblesse nerveuse, etc.

Les injections froides se montreront d'une haute utilité, toutes les fois qu'il s'agira de combattre des états atoniques du système muqueux qui donneront lieu à des flux plus ou moins abondants (les hémorroïdes muqueuses, par exemple).

La douche, par sa puissante influence, occupe un des premiers rangs parmi nos moyens curatifs. Par elle, tous les effets salutaires de l'eau froide acquièrent le plus haut degré d'efficacité. En excitant la vitalité presque éteinte de nos organes, elle les rappelle à leurs fonctions, dissipe un état de langueur habituelle, et rend à l'économie une énergie nouvelle. A la caloricité qu'elle produit dans la partie qui la reçoit, succède rapidement un surcroît de force ; nous attribuons cet effet étonnant à la rapidité de l'action de l'eau et à la percussion non interrompue des nerfs de l'organe malade, qui se transmet immédiatement à l'ensemble du système nerveux. Il résulte de cette percussion, qui se propage à tout le corps, qu'aucune matière morbide ne peut rester cachée dans l'organisme exposé à l'influence de la douche ; la grande excitation de la vitalité, soit dans tout le corps, soit plus particulièrement dans l'organe souffrant, a pour effet d'amener l'expulsion de l'agent nuisible. La chaleur brûlante, la vive rougeur des parties qui ont reçu la douche, prouvent sa puissance, que l'on appréciera bien mieux encore si l'on a égard aux crises palpables et bienfaisantes qu'elle produit. Le goutteux, en y exposant ses doigts, dont les articulations depuis longtemps douloureuses et gonflées sont immobiles, verra la douleur et le gonflement disparaître, et les articulations des phalanges reprendre leurs mouvements. Celui dont la faiblesse dépend d'un épuisement nerveux, recouvrera ses forces en se faisant fouetter l'épine dorsale par la douche.

Si, d'un côté, la douche est une des modifications les plus efficaces de notre traitement, nous devons avouer, d'un autre, que l'énergie même de son action la rend dangereuse. Qu'il nous suffise de dire que, alors même que son emploi est le mieux indiqué, il y aurait du danger à ne pas calculer soigneusement le volume de la colonne d'eau, la hauteur de sa chute, la durée de l'application, pour que l'on comprenne combien elle aggraverait les maladies qui en contre-indiquent l'usage.

L'eau tombant sous forme de pluie fine doit être considérée comme un moyen préparatoire seulement; en rendant les gouttes plus grosses, l'effet de cette pluie se rapproche de celui de la douche.

Particularités caractéristiques du traitement hydrothérapeutique.—Ses crises.

Dans le traitement hydrothérapeutique, nous portons l'organisme à se guérir par ses propres forces, que nous savons exciter et maintenir à un degré d'excitation convenable. En d'autres termes, nous ne faisons qu'aider la nature à rétablir l'harmonie dans toutes ses fonctions. *Il s'ensuit qu'un malade, guéri par notre méthode, ne passera pas par cet état déplorable, intermédiaire de la maladie à la santé, et que l'on appelle convalescence tardive. Nous n'aurons nonplus à nous reprocher cette destruction scientifique que produit l'abus des médicaments, destruction que nous appellerons cachochymie médicale.* C'est à l'hydrothérapie qu'il était réservé d'en triompher, et de réparer le désordre que l'art avait ajouté à celui qu'il voulait combattre.

Qu'on se rappelle le tableau que nous avons donné des efforts médicateurs de la nature, efforts dont nous avons désigné l'ensemble sous le nom de fièvre ; qu'on les analyse, les uns après les autres, dans la période du froid, où tout annonce une dépression de la vitalité, et dans la période de chaleur, où une exaltation de cette même vitalité fait naître une réaction bienfaisante, qui seule peut terminer les maladies ; qu'on fasse la comparaison entre ces deux phénomènes et ceux que produit l'hydrothérapeutique, *et l'on verra que cette méthode n'est qu'un écho fidèle des efforts de la nature.* C'est par cette raison qu'elle est rationnelle dans ses principes, heureuse dans son application et vraie dans son essence. Pour éviter les répétitions, nous renvoyons le lecteur à ce que nous avons dit se passer chez un homme qui prend un bain froid. Les phénomènes qui se passent en lui, résultant de la loi du contraste, sont bien autrement marqués lorsque cette loi peut s'exercer d'une manière plus énergique. Or, dans notre traitement, elle est dans toute sa vigueur. Une transpiration abondante qui évacue les humeurs après que la chaleur a été concentrée à la peau, prépare toujours nos malades à retirer de l'application de l'eau froide tous les effets qui y sont attachés. Aussi les suites de cette manière de procéder se manifestent bientôt ; nous remarquons, après chacun de ces paroxysmes artificiels, fidèles copies de la nature, une augmentation graduelle des forces, une élimination plus ou moins considérable des humeurs corrompues ; et souvent des crises apparentes, dont nous aurons bientôt occasion de parler, viennent achever le travail de la guérison. Nous n'avons pas l'intention d'entrer dans des détails relatifs aux différents procédés adaptés à chaque maladie. Nous nous contenterons d'en donner une idée en traitant de la nature de quelques-unes des maladies les plus connues, ou de celles qui sont les plus graves, et de la manière dont notre méthode les détruit.

L'hydrothérapie fait naître chez les malades des sensations qui lui sont propres, et qui n'appartiennent à aucun autre traitement. Dès le début, ordinairement ils éprouvent un sentiment de vigueur dû au retour des forces et au réveil de la vitalité dans les parties où elle sommeillait. Cette excitation ne se borne pas à l'organe affecté ; elle se communique bientôt à tout l'organisme, et provoque des phénomènes réactionnels qui le portent à repousser les matières morbides cachées et à régulariser les activités vitales. Un véritable état fébrile est le résultat de cette effervescence générale. Alors les symptômes de la maladie actuelle acquièrent une nouvelle intensité ; ceux de certaines affections anciennes, en apparence guéries, reparaissent. Les maladies produites par une dyscrasie quelconque, comme la syphilis, nous fournissent surtout des exemples de ce retour. Tous ces symptômes sont les précurseurs des crises caractéristiques. *Presque tous les malades soumis au traitement depuis quelque temps sentent de la démangeaison, de l'ardeur et quelquefois une*

douleur cuisante à la peau, qui se terminent dans cer-
tains cas par l'apparition de petites taches ou pa-
pules rougeâtres, de formes diverses. Dans le cas
où le trouble de l'innervation occasionne les irré-
gularités fonctionnelles, dans ceux où la faiblesse,
l'épuisement constituent toute la maladie, ces phé-
nomènes critiques sont ordinairement les seuls que
l'on observe. C'est plutôt par des changements dyna-
miques que par des crises matérielles que s'annonce
le retour à la santé.

S'agit-il au contraire des maladies produites par
des altérations matérielles, les phénomènes criti-
ques qui se manifestent suffiraient pour convaincre
de l'efficacité de notre traitement l'esprit le plus in-
crédule. Non-seulement les sueurs, plus copieuses de
jour en jour, se dégagent avec des qualités particulières que leur impriment les différentes maladies,
mais aussi des abcès nombreux, s'ouvrant d'eux-
mêmes sous l'influence de l'eau froide, rejettent en
abondance les humeurs corrompues qui doivent être
remplacées par d'autres d'une meilleure nature.
Pendant que, dans certains cas, les malades sont ainsi
couverts d'abcès et d'ulcères qui donnent issue aux
matières morbides ; pendant que, dans d'autres, l'évacuation de ces matières a lieu par la transpiration ou
par l'urine, ou enfin par des flux intestinaux, ils se
sentent revivre au physique comme au moral : leur
tristesse fait place à la gaîté, l'appétit leur revient,
leur nutrition se fait mieux, et les souffrances qu'ils
enduraient diminuent chaque jour. *Voilà des vérités*

que des milliers de faits ont prouvées et prouvent
encore à l'heure où nous écrivons.

C'est principalement dans les maladies chroniques
que l'on observe les crises les plus palpables. Si elles
le sont moins dans les maladies aiguës d'une courte
durée, c'est qu'une dyscrasie aussi complète n'a pas
eu le temps de se former. Le retour à la santé après
une transpiration plus ou moins abondante, quelquefois l'apparition à la peau des exanthèmes dont
nous avons parlé, telles sont les crises de ces dernières.

DES MALADIES.

L'idée des maladies et de leurs différentes modifications, que nous avons donnée dans l'introduction, nous paraît suffisante. Ce qu'il nous importe maintenant, c'est de prouver, dans les formes particulières de ces modifications, quand elles deviennent sensibles, l'efficacité de l'hydrothérapie. La nature est loin de s'astreindre à nos divisions. Aussi les différents états d'exaltation, de dépression, etc., etc., dont nous avons parlé, ne se montrent presque jajamais d'une manière rigoureusement tranchée. Ces différents états peuvent se confondre ou passer l'un dans l'autre avec plus ou moins de rapidité; c'est ainsi qu'on voit quelquefois l'exaltation la plus vive succéder à la prostration. L'activité irrégulière d'une des fonctions vitales peut faire naître à son tour un des états précités (ainsi, par exemple, les humeurs mordicantes provoquent chez les goutteux des symptômes fébriles); en un mot, le même cas peut présenter des variétés infinies, des complications sans nombre. Pour classer les maladies dont nous avons à nous occuper, nous ne nous sommes point astreints à un certain ordre scientifique; nous attachons moins d'importance à cette classification qu'à bien faire connaître les maladies qui sont du ressort de l'hydrothérapie, et qu'elle a pu guérir. Nous nous efforcerons aussi, dans les pages suivantes, de montrer le rapport du traitement hydrothérapeutique avec la nature des maladies, et son action dans les modifications qu'il détermine; enfin, c'est par des faits que nous prouverons sa valeur. Tous ces faits ont été constatés par nous-même ou par des médecins dignes de foi. Ceux qui leur appartiennent seront cités tels qu'ils nous les ont transmis.

De crainte d'être trop diffus, nous avons préféré nous restreindre aux considérations pratiques, rendues plus claires, lorsque nous l'avons cru convenable, par des observations caractéristiques.

—

DES FIÈVRES.

La fièvre, en général, avons-nous déjà dit, n'est autre chose que le reflet des efforts conservateurs de la nature. Mais, attendu que ces efforts accompagnent un grand nombre de maladies où ils se montrent souvent irréguliers soit par leur intensité, soit par leur durée; attendu que la thérapie est destinée à agir plutôt contre les causes ou les effets de la maladie que contre les mouvements fébriles qui, à leur tour, apparaissent diversement modifiés, d'après les sources qui les ont fait naître, nous jugeons à propos de donner ici une autre définition de la fièvre prise exclusivement dans le sens pathologique. Par fièvre, on entend généralement une maladie de tout l'organisme, où les vaisseaux sanguins sont irrités ; où la production du sang se fait d'une manière anormale, soit par rapport au temps, soit par rapport à la composition, et où l'on remarque simultanément différents symptômes nerveux qui annoncent l'excitation ou la prostration de ce dernier système. Les phénomènes caractéristiques de toutes les espèces s'annoncent par une sensation particulière de malaise, accompagnée d'horripilation ; la soif devient plus vive, les battements du cœur sont irréguliers, les sécrétions et les excrétions se modifient ; tout contribue à accélérer la marche de la maladie et à en amener la terminaison par des apparitions critiques qui consistent en des évacuations de sang, de salive, de sueurs, d'urine, de substances excrémentielles en un mot, différemment modifiées, selon la nature de l'affection elle-même. Ces symptômes généraux, communs à toutes les espèces de fièvres, s'accompagnent d'autres symptômes qui dépendent des causes de la maladie et de l'idiosyncrasie des malades. C'est ce que va démontrer l'examen des formes sous lesquelles se présentent ces différentes espèces.

Fièvres inflammatoires.

La nature de ces maladies consiste dans une suractivité de la force vitale qui menace de se consumer d'elle-même.

Causes.—Parmi les causes qui les produisent, les

unes sont générales, les autres spéciales. Les échauffements, les efforts musculaires, une nourriture trop substantielle, certaines influences morales, l'étude trop prolongée, l'usage des boissons spiritueuses, etc., telles sont les premières ; les secondes agissent directement sur un organe, comme l'air froid sur le poumon, un bain de pied glacé pris pendant la menstruation sur la matrice, etc., etc.

Symptômes. — Outre les symptômes généraux communs à toutes les fièvres, dans les inflammations nous voyons dominer l'excitation du système sanguin. Ce sang s'éloigne de sa composition normale. Il est moins aqueux, sa proportion de fibrine augmente et e rend plus coagulable ; des congestions se font vers la tête, les poumons, le cœur, les viscères abdominaux, et, selon que les organes participent plus ou moins à l'état général ou que cet état est le résultat de leur souffrance, on voit le pouls plein, dur, vite, l'œil luisant, souvent injecté, la peau sèche, l'urine rouge, etc., etc., et la maladie tendre à une terminaison rapide.

Il est très rare que cette fièvre ne doive pas son origine à une affection inflammatoire d'un organe intérieur. Si cette inflammation a lieu dans un organe extérieur (l'œil par exemp.), nous remarquerons aussitôt après l'action de la cause vulnérante, soit chimique, mécanique ou purement dynamique, les phénomènes suivants : douleur intense, rougeur et chaleur augmentées, affluence considérable de fluide vers la partie lésée. Ces différents phénomènes sont les résultats des efforts que la nature fait pour dissiper le trouble fonctionnel. Elle atteint ce but d'une double manière : si le désordre n'est pas trop considérable, alors les symptômes disparaissent peu à peu, la maladie se termine par résolution, et l'organe revient à l'état normal. Mais lorsque l'étendue du désordre ne permet pas la résolution, la guérison ne peut avoir lieu que par une suppuration plus ou moins longue.

L'inflammation se comporte de la même manière dans les organes intérieurs. Or, on sait que l'eau froide est le meilleur moyen pour guérir les inflammations externes ; les chirurgiens le démontrent tous les jours par les succès qu'ils obtiennent en soumettant les membres atteints de fracture comminutive par exemp. à un courant continuel de ce liquide. L'analogie portait ainsi à employer le même moyen dans les inflammations intérieures. L'hydrothérapie a prouvé, en effet, tout le parti que l'on pouvait tirer de l'eau froide dans ces dernières. Elle l'a prouvé sans le secours des déplétions sanguines qui amènent si souvent un affaiblissement nuisible, et quelquefois une perte irréparable des forces. En introduisant abondamment le fluide rafraîchissant dans l'organisme, l'hydrothérapie prépare la peau, les voies intestinales et urinaires ; diminue la trop grande plasticité du sang et l'état de turgescence de ses vaisseaux ; tempère l'excès d'activité vitale qui finirait par se détruire elle=même ; et, tout en économisant et réglant ainsi les forces, amène la crise qui termine

la maladie d'une manière aussi sûre que prompte.
Dans les cas si fréquents où la fièvre inflammatoire
dépend de la lésion d'un organe important, l'hydrothérapie se modifie de manière à diriger spécialement
ses moyens vers le siége de cette lésion qui donne lieu
à l'état fébrile.

Nous pourrions ajouter, à l'appui de l'efficacité de
notre méthode dans les fièvres inflammatoires, de
nombreuses observations de guérison. Cependant, de
crainte d'ennuyer le lecteur par des répétions,
nous nous bornerons à l'exposé d'une seule de ces
observations, choisie parmi les plus concluantes; nous
ferons de même pour toutes les autres maladies.

PREMIÈRE OBSERVATION.

Pneumonie.

Une jeune fille, d'un tempérament sanguin, à la
suite d'exercices violents pendant la journée, s'était
exposée le soir à un courant d'air; pendant la nuit,
elle fut prise de frissons auxquels succéda une chaleur générale, et il se manifesta une forte oppression
à la poitrine.

Appelé près d'elle à deux heures du matin, j'obser-
vai les symptômes suivants : Respiration courte,
haletante, pénible ; douleurs pongitives dans le côté
gauche du thorax; augmentation des douleurs à cha-

que inspiration plus profonde ; pâleur de la face, alternant avec une vive coloration ; peau sèche et
chaude ; pouls fort et fréquent.

Immédiatement je fis envelopper la malade dans
des draps de lit trempés dans l'eau froide, après
quoi elle fut bien couverte. Elle prit pour boisson de
l'eau froide en abondance. Un soulagement passa-
ger se fit sentir d'abord ; mais après deux heures
le mal prit une intensité nouvelle. Deux médecins
étrangers, qui désiraient voir la malade, m'accompa-
gnèrent, lorsque je retournai chez elle ; et, malgré le
pronostic funeste de ces messieurs, dans le cas où la
malade ne serait pas saignée, j'ordonnai sans hési-
tation de répéter l'application des draps mouillés et
froids. Ce second emmaillotement fut suivi d'une augmentation de chaleur ; du délire survint ; la malade
voulait quitter son lit. Malgré les instances des deux
médecins qui m'accompagnaient, j'étais trop sûr de
mon affaire, et je fis répéter à chaque demi-heure
l'application des draps mouillés et froids. On en était
venu à la sixième sans autre résultat qu'une évacuation copieuse d'urine qui eut lieu après cette dernière.

Enfin, une nouvelle application diminua la soif et
la chaleur ardente ; la malade devint plus tranquille,
commença à transpirer, et dormit un peu. La transpiration continua pendant vingt-deux heures, et fut
beaucoup augmentée par l'eau froide, que la malade
buvait largement. La sueur ayant cessé, la malade fut
mise dans le demi-bain, lavée et douchée avec de

l'eau d'une température moyenne. Déjà la respiration était devenue plus libre, et il suffit de couvrir modérément la malade pour la faire transpirer de nouveau. On ne répétait que deux fois par jour l'application des draps mouillés et froids, et les demi-bains; mais des fomentations froides étaient continuellement appliquées sur la poitrine. Ce traitement fut continué jusqu'au cinquième jour, époque à laquelle tous les symptômes avaient complètement disparu, et la guérison était parfaite. (*Docteur Weiss à Freywaldau, près du Grœfenberg.*)

Fièvre putride.

Nous plaçons ici à dessein cette maladie dont la nature est tout à fait opposée à celle de la fièvre inflammatoire. Par ce rapprochement, nous voulons démontrer plus clairement comment notre traitement, qui n'a en vue que la modification des forces organiques, amène les résultats désirés, par des moyens en apparence identiques, mais néanmoins essentiellement différents.

La fièvre putride s'accompagne d'un mouvement fébrile continuel, d'un relâchement des solides, d'une tendance du sang à se décomposer et d'une prostration complète du système nerveux.

Causes. — L'abus des saignées, des purgatifs, des émétiques transforme souvent les maladies précédentes en celle dont nous parlons ; mais plus souvent elle a pour origine les influences endémiques ou épidémiques d'un air chaud et humide ; l'accumulation d'hommes dans un espace trop étroit (dans les hôpitaux, les prisons, les vaisseaux), enfin des miasmes contenus dans l'atmosphère, une nourriture mauvaise composée d'aliments corrompus, peuvent la faire naître.

Phénomènes caractéristiques. — Au début, frissons intenses remplacés par une chaleur âcre, mordicante au toucher. Il y a dans la bouche un goût d'amertume et de putridité ; la langue est sèche, enduite de croûtes noires qui couvrent aussi les dents. Les narines sont pulvérulentes ; toutes les excrétions (urine, excréments, sueur, hémorragies nasales, intestinales) sont copieuses et portent l'empreinte de la dissolution qui est encore plus manifeste dans le sang qui s'écoule après l'ouverture d'une veine. Ce sang est noirâtre, très fluide, se coagule à peine et se putréfie rapidement. Contenu même encore dans l'organisme, il subit une espèce de décomposition et transsude à travers les parois relâchées de ses vaisseaux. Il en résulte à la peau des taches de grandeur et de formes variées, d'une couleur violette et noirâtre. L'atmosphère qui environne le malade est fétide et exhale une odeur putride ; les plaies qu'il peut avoir (plaies de vésicatoire, par exemple) prennent bientôt un aspect gangréneux. L'ensemble de tous ces symptômes, auxquels se joint la prostration, et souvent le délire, annoncent un épuisement effrayant des forces et le trouble simultané du système nerveux.

L'hydrothérapie s'efforce, dans cette funeste maladie, de remplacer les fluides qui tendent à se décomposer par d'autres d'une meilleure nature. Par l'action sédative du froid, elle calme l'exaltation du système nerveux ; elle règle l'activité de la peau, dont l'état maladif est démontré par des sueurs copieuses, visqueuses et débilitantes, et en tonifiant les parties solides relâchées et affaiblies, elle leur rend leur force de cohésion.

Les médecins observateurs avaient reconnu l'utilité de l'eau froide dans cette maladie. Nous voyons surtout Currie, Wright et Mylius en faire un emploi exclusif, avec beaucoup de succès, dans la fièvre putride et dans les maladies nerveuses, principalement dans cette espèce si grave appelée typhus. Aussi l'analogie des symptômes de cette dernière affection avec ceux de la fièvre putride est telle, que ces deux maladies se confondent souvent chez le même individu.

Ce sera par conséquent aux auteurs que nous avons cités que nous emprunterons des faits démonstratifs.

DEUXIÈME OBSERVATION.

Fièvre putride avec des symptômes typhoïdes.

Nicolai Stafew, âgé de 17 ans, fut apporté à l'hôpital, le premier juillet. La maladie datait de quatre jours. Tous les remèdes que l'on put administrer n'empêchèrent pas la maladie d'augmenter, de sorte que le 15 juillet le mal avait atteint le plus haut degré de malignité. Il y avait perte totale de connaissance ; un enduit noir et épais couvrait la langue et les dents ; le malade laissait aller sous lui les excréments sans s'en apercevoir ; les yeux avaient perdu l'éclat ; la couleur du teint était d'un pâle jaunâtre.

Le 16 juillet, première immersion dans l'eau froide en présence de toutes les personnes attachées au service de l'établissement. Le malade sembla renaître à la vie. Il fut pris d'une horripilation subite, ouvrit les yeux, en s'écriant : Oh ! que c'est beau ! A la seconde immersion, il se leva spontanément pour se laver et se frotter lui-même. Après la troisième, on le mit dans le lit pour le couvrir. Les yeux avaient repris leur humidité et leur éclat naturels ; la peau n'était plus brûlante, le pouls avait perdu sa fréquence ; le malade s'endormit paisiblement. Vers le soir il délira et demanda la répétion du bain.

17 juillet. On le plongea trois fois dans l'eau froide pendant la journée. Le délire disparut ; la langue s'humecta et devint rouge, une transpiration bienfaisante couvrit tout le corps ; le malade demanda à manger. On continua le traitement jusqu'au 19 juillet, et il fut renvoyé de l'hôpital, parfaitement guéri, le 24 du même mois. (*Extrait des observations sur la vertu médicale de l'eau froide dans les fièvres typhoïdes et putrides, et dans d'autres maladies, recueillies en 1811, dans l'Hôpital maritime*

de Saint-Pétersbourg, par le docteur Mylius, in-
specteur médical du port de Saint-Pétersbourg, et
médecin en chef des hôpitaux maritimes.)

Typhus.

Les différents observateurs qui ont parlé de cette
espèce de maladie ne lui ont pas tous accordé la
même dénomination. Les noms de fièvre contagieuse, nerveuse, typhus, typhus abdominal, etc.,
par lesquels elle a été successivement désignée le
prouvent suffisamment.

Les troubles de l'innervation, d'où résulte un
anéantissement plus ou moins complet des facultés,
une altération particulière du sang qui tend aussi
à se décomposer, constituent l'essence de la maladie.
Cette altération particulière du sang est vraisem-
blablement une des causes principales de la forma-
tion des ulcères dans les intestins, symptôme aussi
fréquent que funeste.

Phénomènes principaux. Du malaise, du dé-
goût, de l'irrégularité dans les fonctions digestives,
une perte totale d'appétit, du frisson alternant avec
de la chaleur, de l'insomnie et quelquefois un léger
délire, annoncent le début de la maladie. Les symptômes de cette affection sont en général très variables,
sans qu'on se puisse rendre raison de ces changements d'une manière exacte, ce qui démontre l'existence d'une lésion du système nerveux, qui nous
échappe. Ainsi, la peau sèche et brûlante est quel-

quefois couverte de sueur en certains endroits ;
d'autres fois elle est froide, crispée spasmodiquement ;
on y remarque souvent des taches et même de véritables ecchymoses de forme et de grandeur différentes, variant, pour la coloration, du rouge au
noir. Le pouls est souvent élevé, quelquefois il a
tous les caractères de la plus grande faiblesse ; aussi
le rhythme des pulsations est très irrégulier. La tête
est brûlante, lourde ; les yeux sont étincelants et
hagards ; la langue est rouge, sèche, couverte d'un
enduit blanchâtre, qui, plus tard, prend un aspect
noirâtre. L'audition est presque abolie, il y a un
bourdonnement continuel dans les oreilles ; la respiration, dans la plupart des cas, bonne dans le
principe, s'embarrasse ordinairement dans une période plus avancée, et annonce une lésion des organes
respiratoires. En général, le ventre est tendu, très
souvent ballonné. Les régions iliaques, la droite surtout, sont le siége d'une sensation douloureuse qui
augmente à la pression. Ce symptôme, lorsqu'il existe
en même temps un gonflement abdominal, de la
diarrhée ou une constipation opiniâtre, annonce
l'existence d'une inflammation intestinale qui contribue le plus à l'issue funeste de la maladie. L'apparition du délire, des soubresauts des tendons, des
sanglots augmentent la gravité du pronostic.

Cette maladie est quelquefois le résultat de la contagion, et alors, le plus souvent, on observe autour
du cou une éruption de taches rouges (*purpura
typhosa*).

Si la vitalité affaiblie est encore capable d'une réaction quelconque, l'hydrothérapie est en état de l'éveiller. Les partisans de tous les systèmes ont reconnu cette vérité. L'application de l'eau froide leur a paru tellement utile dans la maladie qui nous occupe, qu'ils ont négligé pour elle tous les autres médicaments, qui du reste offrent pour la plupart peu d'efficacité. En vérité, après avoir essayé toutes nos méthodes curatives les plus opposées, après avoir employé les stimulants, les débilitants, les toniques, les évacuations sanguines, on hésite pour se décider en faveur de tel ou tel moyen ; car aucun ne produit des guérisons plus nombreuses ; la mortalité reste la même. Ainsi, le traitement antiphlogistique, privant l'organisme de la matière vitale la plus précieuse, du sang, amène souvent une faiblesse extrême, une prostration du système nerveux : on peut faire le même reproche au traitement évacuant. Les médicaments toniques ne sont pas digérés, dans bien des cas ; ils agissent alors comme corps étrangers, et par leur présence fatiguent l'organisme. La méthode stimulante, enfin, augmente souvent l'inflammation intestinale.

Le traitement hydrothérapeutique, au contraire, prouve sa supériorité sur tous les autres modes de traitement, par des guérisons nombreuses et par la sécurité où l'on est, en l'employant, de ne point nuire aux malades, avantage dont ne peuvent toujours se flatter les autres méthodes.

Ici, comme dans la fièvre putride, l'hydrothérapie favorise la production d'un meilleur sang, tonifie les tissus nerveux, porte la peau à un tel degré d'activité, que le travail qui s'y passe devient une dérivation puissante de l'état d'irritation et d'inflammation intérieures. Il en résulte que la formation des ulcères est prévenue, ou que si elle a lieu, les ulcères guérissent plus facilement. L'analogie de ces ulcères avec ceux que nous voyons à la surface du corps, et contre lesquels l'application de l'eau froide est si puissante, prouve que cette opinion n'est pas sans fondement.

TROISIÈME OBSERVATION.

Fièvre nerveuse, typhoïde.

N. W. tomba malade dans le commencement d'août 1837. Les symptômes de la maladie étaient ceux d'une fièvre catarrhale accompagnée de ceux d'une irritation du foie. Il se soumit successivement aux médications antiphlogistique, purgative et stimulante, ce qui ne l'empêcha pas d'aller de plus en plus mal.

Appelé auprès du malade *le 21 août, seizième jour de la maladie*, je le trouvai dans l'état suivant : Tête chaude, yeux éteints ; langue sèche, couverte d'une croûte noirâtre ; toux fréquente (dont l'origine remonte à plusieurs années), météorisme, diarrhée fréquente, peau brûlante et sèche, pouls faible et fréquent, soubresauts des tendons, délire féroce ; le malade fait sans cesse des efforts pour fuir.

Prescription. — Un demi-verre d'eau froide pour boisson toutes les demi-heures ; bain froid de 12° R, dans lequel le malade est frotté pendant 5 minutes. Porté dans son lit sans être essuyé, il fut bien couvert. Une transpiration abondante ne tarda pas à s'établir. L'emploi de ces moyens amena la cessation du délire, et le malade ne chercha plus à s'enfuir.

Deuxième jour du traitement, dix-septième de la maladie. — Quatre heures du matin, même prescription que la veille. L'augmentation de la diarrhée et du météorisme fit donner trois lavements froids par jour, et chaque demi-heure des serviettes mouillées d'eau froide furent appliquées sur le ventre. Nouvelle transpiration, mêmes symptômes.

Sept heures du soir. — Bain froid, dans lequel on plonge le malade, vêtu de sa chemise, qu'on lui laissa en le remettant au lit. Il en résulta une transpiration plus abondante durant la nuit entière.

Dix-huitiéme jour de la maladie, troisième du traitement. — Peau moins chaude ; pouls fréquent, fort ; les forces reviennent, la langue s'humecte sur les bords, les dents ne sont plus encroûtées, le météorisme diminue ; les déjections alvines, encore liquides, sont moins fréquentes. Continuation du traitement : la tête, chaude, est couverte de glace.

Sept heures du soir. Grande exacerbation. Peau chaude et aride, délire fort et continuel ; pouls plus fréquent et inégal dans son rhythme, 107 pulsations par minute; la respiration est pénible, courte, haletante ; la tête très chaude. Bain froid pendant huit minutes, pendant lesquelles on frotte continuellement le malade; on lui applique une douche froide sur la tête. Il est enveloppé dans les draps qui ont servi à garnir son bain, et reporté dans son lit. Sommeil pendant quatre heures.

Dix-neuvième jour de la maladie, quatrième du traitement. — Délire nocturne. Vers quatre heures du matin, sommeil tranquille. Même traitement. Bain froid à sept heures du soir.

Neuf heures du soir. — Peau molle, langue humide, délire plus rare, 80 pulsations par minute, pouls plein et fort, respiration plus facile, urine normale et copieuse; déjections alvines abondantes plus solides. Même traitement, application permanente des fomentations froides sur le ventre; transpiration continuelle.

Cinquième jour du traitement. — Après le bain du matin, sommeil paisible pendant deux heures.

Neuf heures du soir. Peau transpirante, pouls à soixante pulsations, chaleur normale, respiration facile, figure naturelle, tête chaude; les yeux reprennent leur éclat; moins de bourdonnement dans les oreilles, langue humide, météorisme moins prononcé, urine copieuse et trouble, selle solide. Bien que l'on considère le malade comme hors de danger, on continue le même traitement, d'autant plus qu'il y a toujours de la chaleur à la tête, et du délire.

Vingt-unième jour de la maladie, sixième du traitement. — Afin de ranimer les forces, on enveloppe le malade dans une couverture de laine, et dès que la transpiration commence, on ouvre les fenêtres, et on lui donne un verre d'eau froide tous les quarts d'heure. Après une heure d'emmaillottement, on le plonge en pleine transpiration dans le bain froid (8° R.)

Tous les symptômes maladifs diminuent. *Des petites taches rouges, qui se transforment bientôt en pustules, et même sur quelques points en véritables furoncles, couvrent la peau.* Bain froid le soir.

Septième jour du traitement. — Transpiration artificielle, et bain froid consécutif. L'exanthème devient plus prononcé. L'amélioration augmente encore : on continue de même manière *jusqu'au douzième jour du traitement.* Le malade est parfaitement bien. On lui ordonne de faire chaque jour des lotions froides sur tout le corps, pendant plusieurs semaines. *Trois semaines après, il se fit, dans presque toute l'étendue de la peau, une éruption considérable et très douloureuse de furoncles.* L'état général n'en devint que meilleur, et des fomentations froides pendant quelques semaines consolidèrent tout à fait la guérison.

(Raconté par le docteur Granichstæden, auteur d'un ouvrage sur l'hydrothérapie, et chef d'un établissement hydrothérapeutique à Vienne.)

N'ayant pour but, en parlant des maladies fébriles, que de démontrer la valeur de l'hydrothérapie pour combattre les dérangements des organes et des systèmes les plus importants de l'organisme, nous n'entrerons pas dans les détails, relativement aux *fièvres gastriques, bilieuses, et à celles qu'occasionne la présence des vers*, dans lesquelles la valeur de notre traitement n'est pas moins grande. Ces affections dépendent, ou des causes matérielles encore existantes dans l'économie (c'est ainsi que les aliments mal digérés, par leur séjour dans les intestins, donnent naissance aux fièvres gastriques), ou bien elles sont le résultat d'un état d'irritation, d'inflammation des organes importants, comme la fièvre bilieuse, excitée par l'irritation du foie ; ou bien enfin, une mauvaise disposition de l'organisme, une cachexie devenue universelle, amène une nutrition imparfaite ; au lieu de former des produits normaux, elle engendre des êtres parasites, les vers intestinaux p. e., et leur présence suffit pour occasionner la fièvre. Dans tous ces cas, que nous venons de citer, la fièvre ne saurait avoir un autre caractère que l'inflammatoire, le putride, le nerveux, ou celui qui dépend d'un embarras des premières voies.

Il est évident qu'ici encore l'hydrothérapie sera employée avec avantage ; l'eau appliquée d'une manière appropriée au cas individuel, suffira pour dissoudre et éloigner les matières morbides ; elle calmera l'inflammation, régénérera le corps mal nourri, et en réglant les fonctions, remplacera les mauvaises humeurs par de meilleures.

Fièvres catarrhales et rhumatismales.

Ces maladies sont dues ordinairement à des refroidissements, à une suppression de transpiration. Elles ont leur siége sur les membranes muqueuses de la bouche, du tube digestif, des voies aériennes et génito-urinaires, ou sur les séreuses qui tapissent le thorax, la cavité abdominale, les cavités articulaires, etc.

L'équilibre fonctionnel entre la peau et ces membranes rompu, l'activité vitale dans la partie affectée est portée à un tel degré, qu'on y remarque tous les caractères de l'inflammation. Ce n'est que rarement et à la suite d'un mauvais traitement ou d'une mauvaise disposition, que ces affections revêtent la forme chronique ou nerveuse.

Si l'on réfléchit que la transpiration, combinée avec l'emploi méthodique du froid, puis de la chaleur, sont des moyens parfaitement adaptés à rétablir l'équilibre troublé entre la peau et les membranes dont nous avons parlé, l'on comprendra sans peine combien l'hydrothérapie peut et doit être efficace dans ces circonstances.

QUATRIÈME OBSERVATION.

Fièvre catarrho-rhumatismale.

N. N., femme très délicate et frêle, âgée de trente ans, tempérament lymphatique, se sentit indisposée le 27 avril 1837.

Symptômes. — Mal de tête, faiblesse universelle,

horripilation, chaleur consécutive, mal à la gorge, déglutition difficile. *Prescription* : vingt sangsues ; traitement antiphlogistique.

28 *Avril.* — Augmentation du mal, douleurs rhumatismales dans les articulations des extrémités supérieures et inférieures ; mouvements rendus impossibles par la violence de la douleur. Chaleur augmentée, cent pulsations à la minute, transpiration abondante, sans aucun soulagement. *Prescription* : vingt sangsues ; saignée abondante ; tisane sudorifique.

29 *Avril.* — Même état. Deux saignées.

30 *Avril.* — Douleurs aiguës dans les articulations. Augmentation du mal de gorge. *Appelé ce jour,* je trouvai les symptômes suivants : déglutition difficile, inflammation intense du voile du palais, des tonsilles, et de la luette. Articulations gonflées, douloureuses, mouvement impossible, cent pulsations par minute. Transpiration inégalement répandue sur le corps. Epuisement, Anémie.

Prescription. — Je fis envelopper la malade pendant trois jours consécutifs, deux fois par jour, dans des draps de lit trempés dans l'eau froide. Enveloppée de cette manière, et bien couverte, elle ne tarda pas à transpirer abondamment. Le quatrième jour on la plongea couverte de sueur dans un bain de 12° de R. Ce traitement fut continué pendant dix jours, pendant lesquels on ne cessa de couvrir les articulations enflammées de lotions froides, de faire souvent tenir de l'eau froide dans la bouche, et d'en recommander l'usage pour boisson. Successivement la fièvre diminua, et avec elle toutes les autres souffrances cessèrent, pendant que la transpiration continuelle était accompagnée dans les derniers jours, de l'apparition d'un exanthème semblable à la rougeole. Les lotions froides, un régime fortifiant rétablirent complétement les forces.

(L'auteur, en Moravie.)

Éruptions cutanées avec fièvres.

Nous suivons un ordre naturel, en passant de la série des fièvres catarrhales aux éruptions cutanées fébriles.

Ces éruptions, en effet, où la peau joue le rôle éminemment essentiel, s'accompagnent toutes de différents états de phlogose des membranes muqueuses. Il y a des raisons suffisantes de penser que la nature de ces maladies consiste dans une modification particulière du sang. Dans le plus grand nombre des affections de ce genre les nerfs sont préalablement attaqués par une matière contagieuse, comme celle, par exemple, de la scarlatine, de la rougeole, qui influent à leur tour sur la sanguification. Des substances anormales sont alors accumulées dans le sang. La nature fait des efforts pour s'en débarrasser; et, pour y parvenir, elle excite une fièvre inflammatoire qui ne prend jamais le caractère nerveux ou putride qu'à la suite d'un mauvais traitement ou sous l'influence des causes débilitantes. Ces efforts de la nature ont pour but de purifier le sang des substances vicieuses qu'il contient, en portant une partie sur les membranes muqueuses, et une autre, la plus forte, sur la peau. *Que l'on considère, par exemple, l'immense quantité de pus contenue dans les pustules d'un malade attaqué de petite vérole, et l'on verra facilement que la peau est l'organe excrétoire·de prédilection.*

Les éruptions cutanées dont nous venons de parler sont dues à un principe contagieux dont nous ne connaissons pas la manière d'agir. Il en est d'autres qui ne doivent pas leur origine à ce même principe et qui naissent sous l'influence d'une perturbation des fonctions digestives ou d'autres fonctions d'une semblable importance. (Ainsi l'érysipèle est très-souvent la suite d'un engorgement du foie; il n'est pas rare de rencontrer l'urticaire chez les personnes qui ont mangé des huîtres, des fraises, etc. Les miliaires dans la plupart des cas apparaissent à la suite d'une suppression de la sécrétion laiteuse.)

Beaucoup de médecins de notre époque, abandonnant le traitement ordinaire, ont retiré de grands avantages de l'emploi de l'eau froide dans ces maladies. Nous citerons *Currie*, *Wright*, *Floyer* parmi les Anglais; *Hahn*, *Kolbany*, *Fröhlich*, *Reuss*, *Brandis*, etc., parmi les Allemands, etc.

L'instinct conservateur a non-seulement porté des malades à faire usage de l'eau froide, malgré l'opposition qu'on y mettait, dans la crainte que cette substance ne fût nuisible; mais nous voyons encore des peuplades entières employer depuis long-temps, à leur grand avantage, les lotions et les douches d'eau froide dans la petite vérole et dans les maladies semblables. Fischer, célèbre médecin du siècle dernier, avait reconnu l'utilité de ce moyen lorsqu'il s'exprime ainsi : « De remedio rusticano, variolas per balneum aquæ dulcis, post vero sero lactis feliciter curandi, in comitatu arvensi Hungariæ superioris cum optimo successu adhibito 1742. »

Ce n'est pas tant à la forme de l'éruption par laquelle la nature se débarrasse de matières morbides qu'à la cause primaire de la maladie, à l'état des fonctions vitales et à l'étendue plus ou moins considérable de leur dérangement que s'arrête la médecine hydrothérapeutique. L'indication thérapeutique ne changera pas pour elle, que l'exanthème se montre soit sous forme de taches ou de papules ou de pustules, etc.

CINQUIÈME OBSERVATION.

Scarlatine.

N. N., demoiselle âgée de douze ans, se plaignit (1er février 1828) d'un violent mal de tête, douleur à la gorge, horripilation. Langue muqueuse, point d'appétit, excrétion alvine régulière, la peau sèche, mais pas aride.

Je la vis le second jour de sa maladie dans l'état décrit. *Prescription* : Mixture saline, limonade comme boisson. La maladie n'était pas encore assez prononcée pour fixer le diagnostic.

Troisième jour de la maladie. — Nuit inquiète, mal de gorge augmenté, inflammation des tonsilles, du voile du palais, de la luette. Poitrine couverte de points rouges, pouls très-fréquent, chaleur augmentée depuis hier. J'annonçai l'éruption de la scarlatine, maladie qui avait déjà privé les parents de deux enfants. Je proposai le traitement hydrothérapeutique, mais je ne pouvais convaincre les parents de son efficacité.

Trois heures après midi. — Tous les symptômes augmentés : mal de tête, déglutition difficile ; l'exanthème couvrait tout le corps, mais d'une manière inégale. Tête lourde, peau brûlante et aride, pulsations 140. Les parents, n'opposant plus d'obstacle, je fis plonger la malade dans une baignoire remplie d'eau de 16° R., où elle resta près de six minutes. Chaleur et vitesse de pulsations diminuèrent immédiatement. Essuyée et mise dans le lit, l'éruption se prononça également, et une légère transpiration avait lieu.

Sept heures du soir. — Après une heure de sommeil, la chaleur avait augmenté de nouveau : 135 pulsations à la minute. Bain froid. Sommeil paisible jusqu'à quatre heures du matin ; transpiration ; on lavait la malade avec de l'eau froide, ce qui la soulagea beaucoup.

Troisième jour, huit heures du matin. — Amélioration de tous les symptômes. Seulement la peau resta chaude et sèche. La répétition du bain était suivie d'un succès éclatant. Le mal de gorge et l'exan-

thème disparurent. La malade dormait tranquille-
ment pendant plusieurs heures. Transpiration abondante. L'appétit se fait sentir.

Après midi. — Légère exacerbation fébrile. Bain
tiède, lequel fut continué encore pendant plusieurs
jours. La malade, parfaitement guérie, resta libre
de l'hydropisie et de toute autre suite fâcheuse.

Presbourg.   Dr FROHLICH.

Éruptions chroniques (apyrétiques).

Les éruptions cutanées chroniques sont, en général, plus pénibles que dangereuses. Elles fatiguent
les malades par leur durée, et les douleurs qui les
accompagnent, soit que ces éruptions couvrent toute
la surface cutanée, comme, par exemple, le pem-
phigus, soit qu'elles se limitent à une certaine étendue des téguments, comme dans la teigne, soit
qu'elles donnent lieu à une simple décoloration ou à
des vésicules, des papules, des croûtes, soit enfin
qu'elles rongent les parties qui en sont le siége,
comme le lupus ; elles reconnaissent pour cause ou
une certaine corruption des humeurs, et alors leur
apparition est un effort critique de la nature (c'est
cette idée d'altération des humeurs qui a mis en
vogue les médicaments dépuratifs); ou bien la vitalité de la peau est seule altérée dans ces affections.
Cette anomalie de la vitalité cutanée a principalement lieu dans les cas de contagion (dans la gale,
par exemple). Les médicaments dits héroïques, tels
que le soufre, le mercure, l'antimoine, l'arse-

nic, etc., dont on s'est beaucoup servi pour combattre ces éruptions chroniques, n'ont pas fait perdre de vue l'efficacité de l'eau froide, efficacité que les bains et les lotions employés de tout temps avaient démontrée. Aussi l'hydrothérapie, modifiée selon le cas individuel, a-t-elle procuré de brillants succès dans ces affections.

SIXIÈME OBSERVATION.

Herpes.

Mademoiselle N. N., rue d'Enfer, âgée de quatorze ans, non menstruée, d'une constitution délicate, souffrait depuis plusieurs années d'une éruption herpétique, qui couvrait presque toute la peau, à l'exception de la figure. Les démangeaisons vives qu'elle éprouvait, mais plus encore le mauvais état de sa santé, portèrent les parents à demander des secours. Malgré l'emploi long-temps continué des médicaments usités, prescrits par des médecins recommandables, il n'y eut pas d'amélioration. La malade resta avec ses digestions troublées et son aspect cachectique, et aussi l'éruption fut constante. Ce fut au mois d'août 1839 que je la vis. Je n'employai rien autre que le traitement hydrothérapeutique dans toute sa rigueur (Transpiration, bain froid, diète sévère). Après six semaines de ce traitement, le succès fut complet, l'éruption avait disparu, et depuis, la guérison ne s'est pas démentie.

(L'auteur).

SEPTIÈME OBSERVATION.

Érysipèle chronique périodique.

Mademoiselle E. de K. souffrait depuis sa jeunesse d'un érysipèle périodique, apparaissant ordinairement toutes les cinq semaines. Sa figure se gonflait alors ; elle vomissait abondamment, et souvent elle restait privée de connaissance. Tous les remèdes connus furent employés en vain. On commença le traitement par l'eau froide dans le mois de mai 1836. (Lotions froides préparatoires, diète, régime correspondant.) Quinze jours passés de cette manière, on eut recours à un traitement plus énergique.(Transpiration artificielle, bain froid.) Elle buvait beaucoup d'eau froide, et répétait les lotions froides avant de se coucher. On fit retarder par ce traitement le paroxisme, et on gagna par là un espace de temps assez considérable pour la continuation du traitement. Ce ne fut qu'après deux mois que les vomissements, des mouvements fébriles et un érysipèle aux pieds eurent lieu de nouveau. Ce fut le dernier accès d'une maladie qui avait duré huit ans, et la malade jouit depuis d'une parfaite santé.

Dr GRANICHSTAEDTEN.

ÉCOULEMENTS SANGUINS.

ILS SONT ACTIFS OU PASSIFS.

—

Écoulements actifs.

Les écoulements sanguins actifs reconnaissent pour cause, non-seulement des maladies différentes qui les déterminent, mais quelquefois aussi la simple excitation du système sanguin. Cette excitation primitive ou secondaire, selon que l'irritation porte plus spécialement d'abord sur le système sanguin ou sur le système nerveux, résulte ordinairement des causes générales, dont l'action prolongée donne naissance aux fièvres inflammatoires. C'est sous l'influence de cette excitation, que se forment des congestions d'un sang épais et plastique, dans les vaisseaux capillaires périphériques, et destinés dans l'état normal à ne charrier que des humeurs séreuses et ténues. L'écoulement, qui suit les congestions, montre un sang d'un rouge intense, qui se coagule immédiatement après sa sortie des vaisseaux.

Tantôt l'écoulement sanguin paraît subitement; d'autres fois, au contraire, il est annoncé par des signes précurseurs, qui varient avec le lieu qui sera le siége de l'hémorragie; la tendance de celle-ci vers certaines parties de l'organisme, varie aussi avec l'âge. Dans l'enfance, les congestions sanguines se portent avec plus d'impétuosité vers la tête. C'est vers la poitrine dans l'adolescence, et dans l'âge viril vers le bas-ventre. Les hémorrhagies actives sont quelquefois des crises, que l'on ne peut arrêter, sans nuire beaucoup. Mais lorsqu'elles se prolongent trop longtemps, elles deviennent habituelles, passives, épuisent par leur abondance, et amènent à leur suite toutes les maladies, qui sont le résultat d'un défaut d'énergie vitale (l'anémie, le scorbut).

Écoulements sanguins passifs.

Ils sont, comme nous venons de le dire, la conséquence de la répétition trop fréquente des hémorrhagies actives, ou le résultat de l'influence réitérée de causes débilitantes, et de certaines maladies, comme le scorbut, les engorgements. Parmi les causes débilitantes, nous comptons une vie sédentaire, l'air chaud et humide, une nourriture malsaine, des affections morales tristes. Ces causes suffisent aussi pour produire des engorgements dans différentes parties de l'organisme, principalement dans les organes du bas-ventre. Ces engorgements donnent souvent lieu à des écoulements sanguins, en gênant la circulation. Ainsi, dans les obstructions du foie, le sang sort par les vaisseaux hémorroïdaux.

Les différentes causes débilitantes que nous avons énumérées, relâchent les parois vasculaires, qui ne peuvent plus alors résister à l'affluence des liquides; ou bien le sang mal élaboré, n'a plus une action stimulante propre à déterminer une contraction convenable de ces parois. Aussi, voit-on dans ces circonstances, le sang qui s'écoule, n'avoir qu'une faible consistance. Il est d'une couleur foncée, et se coagule à peine. (Nous en voyons des exemples dans le scorbut, la chlorose, la fièvre putride.)

Dans quelque partie que nous observions un afflux actif d'humeurs, nous y verrons aussi une augmentation de chaleur vitale. L'eau, par sa basse température, agissant selon les lois du contraste, exercera alors un effet bienfaisant, et par son influence générale, rendra du ton aux tissus faibles et relâchés. Les efforts vitaux, excités et réglés d'après l'exigence du cas individuel, on verra l'équilibre se rétablir entre les différentes parties du système sanguin ; l'exaltation nerveuse, effet et quelquefois cause de l'hémorrhagie, se calmer, et les engorgements se résoudre. En parlant des principales espèces d'hémorrhagies, les effets salutaires deviendront encore plus évidents.

De l'épistaxis.

L'épistaxis peut être la crise d'une congestion cérébrale ou d'une affection quelconque. Dans ces cas, on ne doit jamais l'arrêter. On tâchera seulement de modérer l'hémorrhagie toutes les fois que, par son abondance, elle menace de jeter le malade dans l'épuisement. Tout le monde sait qu'on parvient à la réprimer, à l'arrêter même, en attirant de l'eau dans les narines, en appliquant des compresses froides et mouillées à l'occiput, à la nuque, aux organes génitaux. L'épistaxis, qui se répète souvent chez les jeunes gens, à l'âge de la puberté, mérite une attention spéciale. Si ces individus sont doués, en outre, d'une constitution phthisique, ce qu'annonce une conformation trop connue pour que nous la dépeignions, on peut pronostiquer avec assurance *des crachats de sang*, et leur suite funeste, *l'hémoptysie*.

Ce n'est que lentement, mais avec sûreté, que notre traitement, employé avec persévérance, et en même temps avec la plus grande précaution, réussit à fortifier les organes respiratoires, et à déraciner une prédisposition trop grave. La maladie parvenue à ce point, que le sang s'écoule, soit mêlé aux crachats, soit pur, tel qu'il s'échappe des vaisseaux pulmonaires, le traitement le plus prompt, et le mieux dirigé, parviendra à peine à retarder les progrès d'un mal dont la guérison est aussi rare que difficile. La diète, le régime doivent prêter leur secours au traitement, afin d'arriver à un but heureux.

Le vomissement de sang, qui provient de la rupture des vaisseaux de la rate, du foie, de l'estomac, n'est pas toujours symptôme d'une maladie de ces organes. Il peut être le résultat de la suppression subite de la menstruation, et principalement des hémorrhoïdes. Comme symptôme d'une affection viscérale, il a lieu dans les affections cancéreuses de l'estomac, dans les engorgements du foie, de la rate, etc. Il accompagne encore les maladies caractérisées par un état de dissolution du sang (dans le scorbut, la fièvre putride, jaune).

Le vomissement de sang est un des symptômes les

plus graves, contre lequel on ne peut rien, lorsqu'il se lie à une destruction cancéreuse, ou à des indurations trop considérables. La cure palliative consiste à faire boire copieusement de l'eau froide, et à faire des fomentations également froides sur l'abdomen et autour des extrémités.

Un traitement analogue est applicable à *l'hémorrhagie pulmonaire*. La thérapie ultérieure doit être dirigée contre les affections, causes des hémorrhagies.

Hémorrhoïdes.

Les hémorrhoïdes n'épargnent personne. Cependant une vie sédentaire, l'âge viril, une nourriture trop substantielle, l'abus des boissons alcooliques, et une certaine constitution héréditaire y prédisposent surtout. Des troubles dans la digestion; des constipations opiniâtres, des congestions vers la tête, la poitrine, des tiraillements à l'occiput, un malaise général, des coliques fréquentes, de l'irritation, des démangeaisons à l'anus, du gonflement des vaisseaux hémorrhoïdaux, tels sont les symptômes précurseurs. Après une durée plus ou moins longue de ces symptômes, apparaît quelquefois un écoulement muqueux et le plus souvent sanguin, qui est suivi de la cessation de l'état de souffrance antérieure.

Le traitement ne doit point diriger ses efforts contre l'écoulement sanguin; celui-ci n'est souvent qu'une crise salutaire, qui ne peut nuire qu'autant que le sang coulerait trop abondamment, ou tendrait à se porter au dehors, par une autre voie (crachements et vomissements de sang); c'est ce qu'il faut combattre, c'est la source du mal. Cette source se trouve dans les engorgements du foie, de la rate, qui sont des obstacles matériels à la circulation dans le bas-ventre, et alors il n'y a plus harmonie entre la circulation de cette région et celle du reste du corps. (De là, l'augmentation de volume des vaisseaux du foie.)

Dans l'affection hémorrhoïdale, comme dans toutes celles du système veineux de l'abdomen, l'hydrothérapie se montre supérieure à tous les autres traitements. L'eau froide, en bain et en boisson, en pénétrant dans les vaisseaux capillaires les plus déliés, atténue le sang trop épais, améliore sa crase veineuse(1), facilite sa circulation, résout les engorgements, et tarit de cette manière les sources du mal. Les douches, les bains de siége et les lavements froids donnent un nouveau ton aux vaisseaux de l'anus, anormalement dilatés.

(1) Tout le sang qui du cœur va aux organes, a passé dans les poumons où il s'est mis en rapport avec l'oxygène, pour prendre les qualités du sang artériel rouge. En parcourant nos organes, il perd ses qualités, sa nature d'oxygène, et redevient noir, veineux. Le bien-être général ne peut exister qu'autant qu'il se trouve dans l'économie des proportions de sang artériel et veineux. Si le phénomène qui dépouille le sang veineux de son carbone ne le lui enlève qu'imparfaitement, la masse entière du sang se rapprochera du sang veineux, et l'on verra naître différentes maladies (scorbut, hémorrhoïdes, goutte, etc.)

Hématurie.

L'hématurie doit très souvent son origine à une affection hémorrhoïdale, et dans ce cas un traitement analogue lui est applicable. Si elle est locale, comme lorsque le sang vient des vaisseaux de l'urètre après les violences exercées dans le coït, l'abus des aphrodisiaques, ou lorsqu'il y a des ulcères dans le canal, les fomentations, les injections d'eau froide suffiront pour l'arrêter.

Si l'hématurie n'est que le symptôme d'une lésion aiguë, ou chronique de la vessie ou des reins, c'est contre cette lésion que le traitement doit être dirigé, en le modifiant toujours selon le cas individuel.

Hémorrhagie utérine et vaginale.

L'hémorrhagie peut avoir lieu, lorsque la femme est enceinte, ou lorsqu'elle ne l'est pas. Dans le premier cas elle est le résultat de la séparation du placenta d'avec les parois utérines; dans le second, elle est due ordinairement à une prolongation plus ou moins longue du flux menstruel.

Causes. — Une vie trop sédentaire, l'abus du coït,

Nous ne donnons pas des observations particulières sur les hémorrhoïdes. En lisant les exemples de guérisons racontées à l'égard des engorgements, des maladies nerveuses matérielles, etc., avec lesquelles l'affection hémorrhoïdale se trouve presque toujours compliquée, on se convaincra aisément de l'influence salutaire que notre traitement y exerce.

l'exaltation de l'imagination par la lecture des romans, des aliments ou des boissons trop stimulants, l'usage des bains chauds, des emménagogues, des abortifs, des vêtements trop chauds, les mouvements brusques et violents pendant la grossesse, l'habitude des chaufferettes.

L'emploi des bains froids, des injections et des douches froides dans les cas urgents, a été trop généralement adopté en médecine pour que nous ayons besoin de développer ici les règles générales que nous avons données dans le traitement des hémorrhagies.

Écoulements muqueux.

Parmi les écoulements muqueux nous choisirons les deux formes les plus fréquentes, les plus pénibles, celles qui passent le plus souvent à l'état chronique. La démonstration de l'efficacité de notre traitement dans ces deux formes servira pour toutes les autres.

La blennorrhée chronique non vénérienne va nous occuper ici. Nous ne parlerons pas de la période d'acuité, pour le traitement de laquelle nous renvoyons à celui des inflammations aiguës.

La blennorrhée se rencontre chez les deux sexes. Chez l'homme elle est ordinairement le résultat d'un écoulement aigu, suite d'un coït impur, et n'attaque que le canal de l'urètre. Chez la femme, n n-seulement la cause que nous venons de citer, mais aussi la plupart des causes de l'hémorrhagie utérine peu-

vent la faire naître. Quelquefois elle doit son origine
à l'écoulement muqueux, suite des couches; elle a
son siége dans le vagin et même dans la matrice.
Son influence est d'autant plus nuisible que la région qu'elle occupe est plus étendue et la perte d'humeurs plus considérable. Cette perte est assez grande
quelquefois pour produire un épuisement général.
Aussi, cette affection est-elle d'une haute importance
chez la femme, et son prolongement amène souvent
des suites fàcheuses. Presque toujours il y a des
douleurs vers le coccyx, dans les lombes, aux cuisses;
les yeux deviennent ternes, la digestion se fait mal,
les chairs sont flasques. Il n'est pas rare de voir sur-
venir, au bout d'un temps plus ou moins long, une
procidence de la matrice, la chlorose, l'hydropisie,
des polypes, ou des affections cancéreuses des organes génitaux; l'écoulement même, d'abord assez
épais, inodore, devient fétide, et change de couleur
et de consistance.

Le traitement hydrothérapeutique a pour but de
corroborer, par l'usage des demi-bains, des douches, etc., non-seulement les organes souffrants,
mais en même temps les nerfs qui gouvernent ces
parties. Le traitement combat aussi la faiblesse générale, et, en donnant de nouvelles forces, rétablit
l'harmonie dans l'organisme épuisé.

HUITIÈME OBSERVATION.

Écoulement muqueux.

N. N..., née d'une mère faible et maladive, qui souffrait d'une gastrodynie et des hémorrhoïdes, a joui d'une assez bonne santé jusqu'à l'époque d'un accouchement, où l'on fut obligé d'extraire artificiellement, et non sans violence, le fœtus. Depuis ce moment elle avait des spasmes à l'estomac et la digestion troublée. Les règles devinrent plus abondantes, et se prolongèrent au-delà de leur durée habituelle. Après une seconde grossesse, qui se termina régulièrement, un écoulement de matrice, fétide, corrosif et copieux commença à tourmenter la malade; ses cheveux tombèrent, elle devint pâle et maigre, ses yeux perdirent leur éclat; elle avait une toux fréquente et des palpitations de cœur, de la gastralgie et des douleurs très fortes dans tout le corps, mais principalement dans la matrice. Les selles étaient rares. Des démangeaisons se faisaient sentir par tout le corps, mais principalement à la poitrine et vers le coccyx, où apparaissaient souvent des éruptions miliaires. Après avoir en vain subi différents traitements, la malade eut recours à l'application de l'eau. Pendant huit jours, elle fut lavée deux fois toutes les vingt-quatre heures avec de l'eau tiède, dont on diminua successivement la température. Elle porta continuellement des fomentations froides sur la poitrine et sur l'estomac. On injecta trois fois par jour de l'eau froide dans la matrice, et la malade prit matin et soir un bain de siége pendant une demi-heure. Elle mangeait peu et froid, mais elle buvait 20 ou 30 verres d'eau dans la journée.

Le seizième jour du traitement on commença à la faire transpirer et à la plonger dans le bain froid, comme nous l'avons indiqué. L'appétit devint meilleur, et les symptômes morbides diminuèrent.

Dans la quatrième semaine, la malade accusa de nouveau des étourdissements, un manque d'appétit, une soif intense, de l'oppression à la poitrine, des alternatives de chaleur et de frisson. La peau était sèche, le pouls accéléré, le sommeil troublé ; on ne permit plus à la malade de quitter le lit ; elle devait beaucoup boire et se laisser envelopper plusieurs fois dans des draps de lit mouillés. La peau parut bientôt disposée à la transpiration ; alors on la fit couler copieusement en couvrant la malade, et le second jour une éruption miliaire couvrit la poitrine et les extrémités. La maladie fléchit le cinquième jour ; on continua le traitement auquel on ajouta la douche. Cette première crise, qui avait beaucoup diminué l'écoulement, revint après deux mois sous l'influence des mêmes moyens. L'écoulement disparut cette fois tout-à-fait, les forces se rétablirent, et la malade, parfaitement guérie, quitta l'établissement.

Docteur Granichstaedten.

Écoulement spermatique.

Funeste maladie, qui attaque la vie jusque dans ses principes.

Causes. — L'onanisme, l'excès du coït, l'abus des diurétiques et des aphrodisiaques ; l'irritation sympathique des organes génitaux, provoquée par des douleurs épigastriques, par la présence des vers, par un gonflement de la prostate, par les humeurs mordicantes de cet organe même, telles sont les causes de l'écoulement spermatique. Cette affection, malheureusement trop connue, est des plus difficiles à guérir. L'organisme y perd ses humeurs les plus précieuses, celles qui sont un des premiers attributs de la virilité. Sous l'influence de cette perte, tout languit dans l'organisme, la vie semble s'éteindre. L'autopsie a quelquefois révélé des altérations graves de l'un des centres nerveux, une diminution, un desséchement de la moelle épinière. La digestion, la nutrition ne se font plus que d'une manière imparfaite. Les muscles, principalement ceux des extrémités inférieures, sont impropres à remplir leurs fonctions. La faiblesse augmente de plus en plus. L'écoulement spermatique a lieu le jour, comme la nuit, à l'insu des malades, sans érection de la verge qui reste dans un état de flaccidité continuelle et sans la moindre sensation de volupté. Le malade, dès le début de cette affection, est triste, indifférent, mélancolique, et quelquefois le désespoir le porte à attenter à ses jours. Mais lorsque la maladie suit sa marche, elle se termine ordinairement par la fièvre hectique, la diarrhée, les sueurs colliquatives, ou une expectoration abondante de crachats purulents.

Lorsque cette affection est très avancée, nous ne

croyons pas que jamais aucun traitement soit capable
de réparer un épuisement aussi considérable des
forces, de remplir, pour ainsi dire, cette lacune de
vitalité. La nature de cette maladie, qui consiste dans
une faiblesse, marchant de paire avec une irritabilité
toujours croissante (ainsi dès l'origine, des éjacula-
tions spermatiques sont provoquées par la moindre
irritation, le moindre attouchement, le plus léger
froissement des organes génitaux) nous porte à croire,
a priori, que notre traitement se montrera efficace.
Cette supposition se vérifie bientôt si nous examinons
la conduite des médecins qui ont eu à combattre ces
écoulements ; c'est surtout à l'application de l'eau
froide qu'ils ont eu recours, application dont les faits
constatés par les médecins partisans de l'hydrothérapie prouvent la grande efficacité. (*Voyez la treizième
observation.*)

Écoulements aqueux.

A cette classe d'écoulement se rapporte la diarrhée,
évacuation quelquefois critique, comme dans les
fièvres gastriques, bilieuses, d'autres fois causée par
le séjour des matières irritantes dans le tube digestif,
par un refroidissement, enfin par un relâchement
particulier, une véritable atonie des intestins. Les
métastases que provoquent sur les viscères, les éruptions cutanées, les affections arthritiques, peuvent
aussi quelquefois produire la diarrhée.

La diarrhée peut n'être que sporadique et n'atta-
quer que peu d'individus. Elle peut, sous l'influence

des causes extérieures, prendre le caractère épidémique, et cela arrive principalement au printemps et
en automne, temps où les refroidissements sont si fréquents.

Nous saisirons encore ici, en nous appuyant sur
la causalité si différente de cette maladie, l'occasion
de faire remarquer que notre traitement peut être
opposé avec succès à des états pathologiques différents.

Que se passe-t-il dans les intestins d'un homme
qui, couvert de sueur, s'expose à l'influence de l'air
froid ? La diarrhée est alors produite d'après la loi
de l'antagonisme qui a lieu entre la peau et la mem-
brane muqueuse intestinale. *L'activité sécrétoire
n'est pas plus tôt supprimée dans l'une, que la vitalité
s'exalte d'autant plus dans l'autre pour suppléer à
cette suppression.* C'est ce qui arrive dans le cas
qui nous occupe. Au moment où la transpiration
cesse brusquement, les fluides séreux coulent avec
impétuosité vers les vaisseaux des membranes intestinales. Un acte analogue à la transpiration cutanée,
mais modifié par la diversité d'organes, se produit
alors dans les intestins. Ce changement, aussi brusque
que violent, détermine de l'irritation dans la mem-
brane qui en est le siége, irritation qui s'élève graduellement à l'état inflammatoire. Telle est l'image
d'une diarrhée, suite d'un refroidissement et qui
s'accompagne d'un état d'irritation du tube digestif.

L'eau froide, donnée copieusement à l'intérieur,
apaise, par sa fraîcheur, l'irritation, et reporte, par

sa force contractive, les humeurs vers la périphérie, d'où elles ont été si brusquement déplacées. Elles y retourneront d'autant mieux, la transpiration se rétablira d'autant plus aisément, qu'une excitation simultanée de la peau préparera la dilatation de ses pores. Aussi, l'expérience démontre que l'activité anormale des intestins cesse presque dans le moment où la transpiration commence à couler avec abondance.

Une diarrhée tout-à-fait opposée à la précédente est celle qui résulte de l'atonie du tube intestinal; le relâchement de ses parois, leur manque de contractilité, en fait, pour ainsi dire, un tube inerte. Non-seulement les fluides introduits en sortent sans avoir presque subi de changements, mais aussi les humeurs, en affluant, ne trouvent pas de résistance suffisante, et rendent la diarrhée plus abondante. Cet écoulement, véritablement passif, épuise promptement l'organisme par la perte continuelle des humeurs destinées à le nourrir. C'est alors au médecin à dissiper non-seulement la faiblesse et le relâchement des intestins, mais encore l'épuisement général, soit cause, soit effet de la diarrhée.

La force tonique de l'eau froide se montrera ici des plus avantageuses. Elle n'est point une substance étrangère à l'économie, et par conséquent on ne la voit jamais, comme les médicaments toniques ou stimulants, ne pas être digérée. Elle s'incorpore à notre substance d'une manière aussi efficace que prompte. La soif continuelle qui tourmente les malades qui ont la diarrhée, exprime le besoin de l'organisme pour de nouveaux fluides. La force contractive de l'eau s'unit encore à sa force tonique, et agit directement de concert avec elle, contre le relâchement des organes.

La douche, en stimulant, réveille l'innervation. Les bains de siége, les lavements et les fomentations froides tonifient le bas-ventre. La transpiration modifiée, selon le cas qu'on a à combattre, attire le flux des humeurs vers la peau. En agissant ainsi, on verra cesser cet état pathologique des intestins; les vaisseaux trop dilatés reprennent leur calibre normal, et la santé renaît avec le rétablissement de l'harmonie fonctionnelle.

Quant au cas de diarrhée qu'occasionne la présence des matières irritantes dans le tube digestif, on les combattra comme les fièvres bilieuses et gastriques; si c'est la métastase d'une éruption cutanée vers les intestins, qui a donné lieu à la diarrhée, on combinera les moyens employés contre la diarrhée irritative, avec ceux que l'on emploie dans ces sortes d'affections.

—

NEUVIÈME OBSERVATION.

Diarrhée atonique.

Une petite fille de quatre mois, très-faible, était sujette depuis sa naissance à des écoulements diarrhéiques. Cette enfant avait à peine trois mois, que sa mère vit son lait se tarir. Elle lui donna alors une bouillie composée de lait et de farine, alimentation qui fut bientôt suivie d'une augmentation intense de la diarrhée. Celle-ci était très fluide, d'une couleur brune, mêlée de flocons grisâtres. En même temps, l'enfant vomissait beaucoup, sanglottait ; le ventre était ballonné, mais sans douleur à la pression. Il n'y avait pas de fièvre. L'amaigrissement avait marché d'une manière bien rapide.

Appelé pour voir cette enfant, je proposai le traitement à l'eau, mais la mère ne voulut pas y consentir. Il serait superflu d'énumérer tous les médicaments qui furent donnés à cette enfant. Je rappellerai seulement que, entre autres, on administrait très souvent des lavements avec le jaune d'œuf amilacé, lavements que l'enfant ne pouvait retenir un seul instant. La maladie faisait des progrès rapides. L'enfant était dans un état qui semblait désespéré. A la fin, on se soumit à l'usage de l'eau froide. (Le 19 octobre 1839.)

A dix heures du soir on administra un lavement d'eau pure, d'une température de 10° R. C'était le premier que l'enfant gardât, et il le retint pendant trois quarts d'heure. Une demi-heure après qu'il l'eut rendu, on en administra un second d'une température de 5 à 6° R. Celui-ci ne fut rendu qu'au bout d'une heure entière, mélangé avec une grande quantité de bile verte. L'enfant dormit paisiblement jusqu'à quatre heures du matin. On donna le troisième lavement. Il ne fut pas gardé plus de huit minutes. Pendant la journée il y eut trois selles plus consistantes , mêlées avec du lait coagulé.

21 *Octobre*. — Même traitement. Pendant la journée encore trois selles, semblables aux précédentes. Le soir, l'enfant se porta beaucoup mieux; l'appétit se fit sentir. Première selle normale. Le traitement fut continué encore pendant plusieurs jours, après lesquels la santé était parfaitement rétablie. (Dr. WEIDEN-HOFFEN.)

Choléra.

Le choléra se déclare quelquefois sans phénomènes précurseurs. D'autres fois il s'annonce par les symptômes suivants : malaise général, sensations d'oppression [à la région précordiale, quelquefois envie de vomir. Bientôt des torrents de liquides sont rejetés par l'anus et par la bouche. Ces fluides sont fétides, entremêlés avec de la bile, dans quelques cas avec du sang ; dans le choléra épidémique (asiatique), ils sont tout à fait aqueux, inodores, avec un mélange de flocons albumineux ; les forces s'évanouissent, on ne sent plus les pulsations de l'artère ; la figure prend une expression de terreur et d'effroi ; les yeux sont ternes et cernés ; une sueur froide et visqueuse couvre le corps ; les ongles sont bleus ; le pharynx, le diaphragme se contractent spasmodiquement ; des crampes se font sentir dans les membres supérieurs et inférieurs, et le malade succombe du premier au quatrième jour de la maladie, à moins que la transpiration, des urines critiques ou des écoulements bilieux n'amènent une terminaison plus heureuse.

Nous ne parlerons pas de la nature du choléra asiatique ; malgré toutes les recherches qu'elle a occasionnées, elle reste encore douteuse. Beaucoup de médecins ont cru l'avoir trouvée dans une prostration subite du système nerveux, dans une décomposition du sang, et principalement dans l'abolition des fonctions de la peau.

L'observation suivante, choisie parmi un grand nombre de faits semblables, prouvera l'efficacité de l'hydrothérapie dans cette maladie funeste.

DIXIÈME OBSERVATION.

Choléra.

T. K. F., à la suite d'un écart de régime fut prise de vomissements et d'une diarrhée très intense, et l'on ordonna en vain les remèdes usités en pareille circonstance.

Je fus appelé dans la journée près de la malade ; je la trouvai avec tous les symptômes qui caractérisent un choléra asiatique très avancé. Je lui fis donner quelques verres d'eau fraîche ; on prépara un bain froid où elle fut plongée. Après l'avoir bien frottée, on l'enveloppa dans un drap de lit mouillé, puis dans des couvertures qui s'étendaient depuis le cou jusqu'aux jambes, que l'on ne cessa pas de lotionner avec de l'eau froide ; le bas-ventre fut en même temps couvert avec de la glace, et l'on administra des lavements froids. L'intensité des symptômes commença à diminuer ; le soir, à cinq heures, on répéta le bain froid ; la malade y garda sa chemise avec laquelle elle fut ensuite couchée dans son lit. Il en résulta une transpiration copieuse qu'on soutint par l'administration de boissons froides. Le second jour, le même traitement fut suivi d'une telle amélioration, que l'on put regarder la malade comme sauvée ; quatre jours après, le rétablissement était complet. (*Observation recueillie par l'auteur, pendant son séjour en Moravie, où il avait été envoyé par ordre du gou ernement autrichien pour combattre le choléra pendant l'épidémiede 1836.*)

Pour compléter le cadre des maladies qui se caractérisent par les sécrétions trop abondantes, nous parlerons encore des urines et des sueurs excessives.

Ces phénomènes ne sont ordinairement que des symptômes de maladies graves, enracinées dans l'organisme. Ainsi les sueurs qui accompagnent la fièvre hectique, annoncent souvent une affection tuberculeuse des poumons ; l'excès des urines, une maladie des reins, le diabètes.

C'est alors contre les maladies, causes de ces phénomènes, qu'il faut diriger le traitement. Le diabètes nous paraît surtout redoutable ; l'hydrothérapie ne nous a pas encore fourni un seul cas de guérison ; l'analogie permet cependant d'espérer beaucoup de notre méthode pour la cure de cette maladie.

On rencontre des cas où l'abondance des sueurs et de l'écoulement fréquent des urines annoncent seulement une maladie locale, une faiblesse de la peau ou de la vessie; dans ce cas, l'utilité de l'eau froide, soit en bain, en lotion, en douche, est trop connue pour que nous nous arrêtions à la [prouver par des exemples.

Rétentions.

Les rétentions sont complètes ou non, selon que les sécrétions normales ont cessé tout-à-fait ou qu'elles se font encore en partie. Nous ne nous occuperons que des plus fréquentes, de celles, par conséquent, que l'expérience a le mieux appris à guérir.

Constipation.

La constipation est toujours un symptôme. Elle peut être le résultat d'une inflammation intestinale, d'un état spasmodique des intestins, d'obstructions des organes essentiels, de l'abdomen (du foie, de la rate), ou d'une atonie siégeant principalement à la partie inférieure du tube digestif. Cette atonie peut avoir une double origine. Elle peut dépendre uniquement de la faiblesse des parois intestinales, dont la contraction ne suffit plus alors pour faire cheminer le bol excrémentitiel et le pousser au dehors. D'autres fois, cette atonie reconnaît pour cause une lésion de la moelle épinière, lésion qui paralyse les fonctions des intestins en leur enlevant plus ou moins complétement l'influx nerveux. La constipation peut dépendre encore d'obstacles mécaniques, de la présence des matières fécales dures, d'un entrelacement des intestins eux-mêmes (volvulus); enfin d'un étranglement d'une portion intestinale plus ou moins considérable par un anneau fibreux (la hernie). Dans ces circonstances le tube digestif ne tarde pas à s'irriter et à s'enflammer. Des mouvements antipéristaltiques ramènent par la bouche, et non sans angoisses, même les matières fécales (ileus, miserere). Si l'art n'apporte un prompt soulagement en levant les obstacles, causes des accidents, la violence de l'inflammation détermine la gangrène, et le malade succombe.

Une multitude de faits prouvent ici l'efficacité de l'eau froide. Combien de fois n'a-t-on pas vu son application guérir des malades qui couraient le plus grand danger, et leur éviter une opération dangereuse, la herniotomie ; est-il un seul chirurgien qui se décide à cette opération, sans avoir préalablement essayé l'influence du froid ? Que de succès n'a-t-elle pas procurés aux médecins allemands? Ils ont rendu à la vie des malades dont on désespérait déjà, en les couvrant de morceaux de glace à moitié fondus, et en leur faisant boire de l'eau glacée.

Ce que nous avons dit des propriétés dissolvantes et résolutives de l'eau froide, de sa vertu de calmer où il y a excès de vitalité, et d'exciter où il y a défaut d'énergie, suffit en partie pour expliquer comment

son usage, différemment modifié, guérira les constipations en faisant disparaître les causes variées qui
les produisent. En parlant de quelques-unes de ces
causes en particulier (comme les engorgements, la
faiblesse nerveuse, etc.), notre assertion sera plus
évidente encore.

De l'aménorrhée et de la dysménorrhée.

L'écoulement menstruel peut diminuer, ou cesser
tout à fait. Cette cessation est quelquefois subite, et
les règles, qui commençaient à couler, se suppriment
brusquement; ou bien à chaque période l'écoulement
devient de moins en moins abondant, et finit par ne
plus paraître. Quelquefois même la puberté est arrivée, et les règles ne se sont pas montrées. Dans le
cas où la suppression n'est pas complète, le sang
peut offrir différentes modifications dans sa couleur,
dans sa coagulation, etc. La fonction menstruelle
est si importante, qu'on peut la considérer comme la
boussole de santé de la femme. En effet, presqu'aucune maladie ne peut l'atteindre, sans que cette fonction ne soit plus ou moins dérangée. On la rétablira
donc dans toute son intégrité en guérissant les maladies causales.

Nous mentionnerons ici deux causes diamétralement opposées, indépendantes des maladies, qui
amènent une amenorrhée plus ou moins complète.

La première de ces causes est l'état pléthorique;
trouble particulier de l'innervation semble im-

7

I

primer au sang une fausse direction. Au lieu d'être poussé vers l'utérus, ce qui arrive quelquefois cependant, mais sans qu'il apparaisse au dehors (et dans ce cas la femme éprouve des douleurs dans les lombes, de la pesanteur au coccyx et des tiraillements dans les aines); au lieu, dis-je, d'être poussé vers l'utérus, le sang se porte vers la tête, les poumons, vers les veines hémorrhoïdales; de là des épistaxis, des crachements de sang, des flux hémorrhoïdaux qui se répètent à des époques plus ou moins régulières.

La seconde cause est un état tout opposé à l'état pléthorique, c'est une anémie complète. L'organisme paraît jeté dans l'épuisement. La pâleur générale annonce une diminution, une détérioration du sang. Il semble qu'il soit privé des parties ferrugineuses, ses principes colorants. Cette pâleur s'étend non-seulement à la peau, mais encore aux membranes muqueuses; les lèvres, les gencives sont décolorées, le pouls est vide, l'œil terne. Le moindre exercice fatigue les malades qui éprouvent alors des palpitations, des vertiges, etc. La nature, n'ayant pas même le sang qui lui est nécessaire pour soutenir l'économie, n'établit pas la menstruation. *C'est cet état qui constitue la chlorose ou les pâles couleurs.* Cette affection, si commune parmi les jeunes filles, est causée par une vie trop molle, efféminée; par le manque d'exercice, d'air, d'une bonne nourriture; par l'abus du thé, du café, etc.; par des affections morales tristes. La chlorose entraîne à sa suite une funeste débilité nerveuse, l'hystérie, les flueurs blanches, l'émaciation, l'hydropisie, etc., toutes affections aussi pénibles à supporter que difficiles à guérir.

On s'expliquera aisément l'influence salutaire de notre traitement, dans ces conditions en apparence si opposées. Nous avons déjà dit plusieurs fois que notre méthode se modifie de telle sorte, qu'elle tend à régler et à modérer la circulation des fluides, en leur rendant en même temps leur crase naturelle, et à l'organisme son énergie. L'usage des lotions et des bains froids joue depuis longtemps un rôle important dans la médication de la chlorose. C'est par cette médication que l'on met la femme dans les conditions qui permettent au flux menstruel d'avoir lieu. Nous citerons l'observation suivante, à l'appui de notre opinion.

ONZIÈME OBSERVATION.

Aménorrhée par pléthore.

A. G., âgée de dix-huit ans, bien constituée, d'un tempérament bilieux, avait toujours joui d'une très bonne santé ; réglée à seize ans, la menstruation avait toujours été régulière, jusqu'au moment où une frayeur vint la supprimer brusquement. Au même temps, il se manifesta à la gorge une violente inflammation, avec une aphonie complète. Un traitement antiphlogistique rigoureux, uni à des moyens dérivatifs (sangsues aux cuisses, aux parties génitales), fit disparaître l'inflammation et l'aphonie; mais l'écoulement menstruel ne reparut pas. Trois jours plus tard, la malade se trouva dans le même état qu'au début de sa maladie, c'est-à-dire avec une inflammation à la gorge et une aphonie complète. Le même traitement et encore d'autres moyens furent employés. L'inflammation seule disparut, mais l'aphonie persista, et la menstruation resta toujours supprimée. C'était avec les plus grands efforts que la malade proférait quelques mots, d'une voix éteinte et inintelligible; elle se plaignait constamment d'un resserrement spasmodique au larynx. Six semaines s'étaient écoulées, lorsque la voix revint subitement; mais, après quelques heures, elle s'éteignit de nouveau. Ce retour momentané de la voix se répéta plusieurs fois, pendant une année et demie, et toujours à la suite d'une affection morale subite; peu à peu, il se fit vers la tête et les poumons des congestions assez fortes, et des contractions spasmodiques du diaphragme tourmentaient la malade horriblement. Les premiers médecins de Vienne employèrent en vain tous les médicaments imaginables, pour mettre un terme à l'aphonie et pour rappeler la menstruation. Voyant tous les moyens inutiles, on eut recours à l'eau froide. Après quelque temps de l'emploi des bains de pied et des bains de siége, la malade commença à ressentir les signes précurseurs des règles. On commença alors à lui appliquer une douche très forte sur l'épine dorsale. Le choc de la douche se faisait encore sentir, que la malade était en état de prononcer quelques mots à haute voix. Après chaque application de ce moyen, les intervalles où elle pouvait parler intelligiblement se prolongeaient. Six semaines après, sous l'influence de ce traitement, la menstruation se rétablit, et la guérison fut complète. L'auteur.

DOUZIÈME OBSERVATION.

Chlorose.

Peu après, une sœur cadette de cette demoiselle fut attaquée de symptômes semblables (aphonie, disparition des règles). Cependant, il y avait une différence : la première était pléthorique, tandis que celle ci offrait l'image des couleurs blanches. On la traita de même, en ajoutant seulement les bains de rivière. Deux mois suffirent pour la rétablir complétement. L'auteur.

Engorgements.

Par engorgement, on désigne ordinairement une espèce de maladie caractérisée par l'imperméabilité plus ou moins complète dans certains canaux des organes destinés par la nature, non-seulement à la circulation des humeurs qui pénètrent dans ces organes, mais aussi à changer entièrement la qualité, la nature même de ces humeurs (ainsi le sang en bile dans les canaux du foie, en urine dans ceux des reins, etc.) Les organes dans lesquels cette affection a le plus souvent son siége sont des glandes ; les engorgements sont quelquefois visibles à l'extérieur (les tumeurs des glandes axillaires, submaxillaires, le goître, etc). D'autres fois, c'est par le toucher seulement que nous pouvons les constater (ainsi l'induration du foie, de la rate, etc.).

La présence des engorgements, principalement dans les organes importants dans l'économie, ne tardent pas à produire des symptômes morbides graves. Les engorgements du foie et de la rate provoquent des troubles dans la digestion, des dyspepsies, des constipations, la jaunisse, l'hydropisie, etc. La sécrétion de l'urine éprouve des dérangements funestes dans l'obstruction des reins. L'engorgement des ovaires nuit à la conception, la rend même impossible le plus souvent.

Il n'est pas rare de rencontrer les engorgements, soit comme suites, soit comme causes des fièvres intermittentes ; des affections inflammatoires des organes différents, des obstacles mécaniques (humeurs trop épaisses, calculs bilieux, etc.) les provoquent aussi.

Dans ce genre de maladies, l'hydrothérapie peut énumérer des guérisons aussi nombreuses que radicales.

L'eau, douée d'une force pénétrative et dissolvante, s'insinue dans les canaux les plus fins de l'organisme, augmente la fluidité des humeurs, détache et entraîne les matières en quelque sorte adhérentes aux parois intestinales, et, tout en rendant la perméabilité aux organes, leur donne une nouvelle énergie. Ils sont alors en état d'éliminer les produits morbides, et de les remplacer par des produits normaux. Parmi les organes excrétoires, celui qui concourt puissamment à cette élimination, c'est la peau. C'est elle qui, très souvent, livre passage à ces crises particulières, sous l'influence desquelles les engorgements diminuent d'une manière progressive ; la circulation des humeurs se fait plus librement, l'harmonie des fonctions se rétablit, l'appétit renaît, la digestion devient plus active ; l'hypocondrie et la mélancolie, ces symptômes du dérangement du système nerveux, disparaissent, et amènent ainsi un rétablissement complet de la santé.

TREIZIEME OBSERVATION.

Engorgement du foie, dérangement des fonctions digestives, spermatorrhée involontaire.

Le malade disait avoir eu dans son enfance la petite vérole et la rougeole, qui n'avaient pas laissé de traces. Plus tard, il s'adonna à la masturbation avec fureur. Arrivé à l'âge de la puberté, il fit des excès avec les femmes sans cesser d'exercer l'onanisme ; en même temps, il abusa des boissons spiritueuses. Des suites fâcheuses ne tardèrent pas à se manifester. Les forces mentales et physiques diminuèrent, et c'était principalement la digestion qui fut complétement dérangée. Un appétit vorace était accompagné de constipations opiniâtres, lesquelles furent traités par des remèdes drastiques. Ce traitement mal choisi causa une inflammation du foie dont les suites furent : engorgement considérable de cet organe, état ictérique, émaciation progressive, des douleurs atroces dans la région du foie, et, plus tard, aussi dans la rate. En vain avait-il avalé de grandes quantités des remèdes résolutifs, amers, toniques ; en vain avait-il visité les bains chauds sulfureux de la Hongrie. Son mal empirait de jour en jour, et, désespérant d'être soulagé par les méthodes thérapeutiques usitées, il s'adressa à l'hydrothérapeute de Graefenberg, à Priesnitz, dans l'état suivant :

Les yeux rétractés dans l'orbite, la conjonctive jaunâtre, comme aussi la couleur du reste du corps, la maigreur excessive annonçaient les dérangements des fonctions les plus essentielles. La tête était lourde, la partie occipitale sensible au toucher ; il éprouvait des douleurs assez intenses dans la région du foie; on y découvrait une dureté considérable, et cette partie entière, ainsi que l'estomac et la rate, était douloureuse à la pression. L'abdomen était comme gonflé, ce qui rendait encore plus visible l'émaciation des jambes, qui refusaient leur service. L'estomac rejetait en grande partie les aliments, peu de temps après leur ingestion; la constipation tourmentait le malade. Avant

eu depuis long-temps de fréquentes pollutions nocturnes, il avait à cette époque des écoulements de sperme
et du fluide prostatique, non-seulement pendant la
nuit, mais aussi le jour, sans érection, sans même s'a-
percevoir souvent de ces pertes épuisantes. Priesnitz,
après l'avoir soigneusement examiné, lui assura que
sa maladie était non-seulement causée par ses excès,
mais encore qu'elle était compliquée par l'abus des
remèdes, et il commença la cure de la manière suivante : Au sortir du lit, on lavait le malade avec de
l'eau temperée (15-18° Réaumur), et on lui faisait
boire beaucoup d'eau froide. Depuis nombre d'années cette boisson était devenue tellement étrangère
à son estomac, *qu'elle agissait comme vomitif, et
des masses d'une glaire noirâtre, amère, visqueuse
furent évacuées pendant plusieurs jours.* Ces évacuations lui firent beaucoup de bien ; il commença à
être moins hydrophobe, et avalait de plus grandes
quantités d'eau. Dès ce moment, on lui fit subir un
traitement plus actif dont je trace ici l'ensemble.
Durant des mois entiers, il devait transpirer enveloppé
dans des couvertures épaisses pendant trois à quatre
heures. *La sueur*, qui ne se montrait que difficilement
et en très petite quantité au commencement, *devenait
plus copieuse ensuite et remarquable par une odeur
assez forte, fétide et semblable à celle du soufre et
du camphre* (Nous avons dit que le malade avait
pris des bains soufrés). En outre, on lui avait fait
pendant longtemps des frictions avec de l'onguent
camphré. Le reste du traitement se composait de

l'emploi des bains froids, des bains de siége, des fomentations autour de l'abdomen, et de l'application de la douche. Quatre mois s'écoulèrent de cette manière. Le malade sentait revenir ses forces, la digestion était devenue plus active, la nutrition visiblement améliorée ; les pollutions ne revenaient que rarement pendant la nuit, et déjà elles étaient accompagnées d'une sensation voluptueuse et d'érections assez fortes ; aussi les selles étaient plus régulières. *Alors apparurent comme symptôme critique, des papules rouges confluentes, entre le nombril et le pubis. Pendant sept jours que dura cette éruption, le malade eut de vives démangeaisons et des symptômes fébriles suivis d'une desquamation, comme cela a lieu après la scarlatine ;* dès ce moment, les autres phénomènes morbides disparurent. L'examen le plus attentif ne pouvait plus découvrir la moindre dureté dans le bas-ventre, et le malade jouissait d'une santé plus parfaite que celle qu'il avait eue jusqu'alors.

(Guérison obtenue par Priesnitz, racontée par le docteur Wertheim.)

Jaunisse.

Les matières bilieuses sont accumulées dans le sang et dans les autres humeurs ; de là résulte la coloration jaune des yeux, de l'urine, de la peau, qui contient même un pigment bilieux. En même temps la bile ne coule plus dans les intestins ; elle ne peut arriver dans leur cavité, parce que (au moins le plus souvent) les conduits biliaires sont obstrués soit spasmodiquement, soit mécaniquement par la présence de calculs biliaires dans leur intérieur, par la pression qu'exercent sur eux les engorgements du foie ou certaines collections aqueuses. Il résulte de cette absence de bile dans les intestins une décoloration des matières fécales, qui sont ordinairement grisâtres.

Ce n'est donc point contre la jaunisse elle-même, qui n'est qu'un symptôme, qu'on doit diriger la médication, mais bien contre la maladie qui la fait naître, que le médecin doit bien chercher avec soin à connaître. Dans la plupart des cas, la jaunisse est produite par la même cause qui nous a servi à expliquer l'origine des hémorroïdes, des engorgements, de la goutte, c'est-à-dire par une vénosité outrée, ou, pour nous faire mieux comprendre, par une surabondance de sang veineux; en conséquence, le traitement approprié aux affections que nous venons de nommer, conviendra également dans la jaunisse, sauf les modifications qu'exigera le cas individuel.

QUATORZIÈME OBSERVATION.

Ictérus.

N. L., employé, âgé de trente-quatre ans, était sujet à la constipation depuis son enfance, et aux hémorroïdes depuis quelques années. Pendant sa jeunesse, il éprouvait déjà souvent des coliques et une douleur poignante à la région du foie. Il ne retira qu'un soulagement momentané des différents médicaments qui lui furent administrés. La vie sédentaire qu'il menait augmenta tellement son mal, que, vers la fin de l'année 1825, il fut attaqué de jaunisse. L'hypocondrie, des engorgements dans le foie, une fièvre quarte ne cessaient depuis longtemps de le tourmenter. Pendant dix semaines, il fut traité par des bains froids, par des douches; on le faisait transpirer tous les jours; son ventre était continuellement enveloppé dans des compresses épaisses trempées dans l'eau froide, qu'on lui donnait encore eu boisson et en lavements. Après dix semaines, une couronne d'ulcères et de furoncles se forma dans la région hépatique, à l'endroit même où les engorgements du foie avaient eu lieu. Sous l'influence de la suppuration abondante de ces ulcères, la santé revint graduellement, et le malade finit par se voir entièrement délivré de ses longues souffrances.

PRIESNITZ.

Arthritis.

L'arthritis est une des maladies les plus douloureuses et les plus difficiles à guérir par les moyens usités, ce qui a fait dire, à juste titre, qu'elle fait également le tourment des médecins et des malades. L'opinion générale l'a fait dépendre d'une discrasie

veineuse du sang, ainsi que nous l'avons déjà observé en parlant des hémorrhoïdes et des engorgements. Cette discrasie, modifiée par des influences
nuisibles, donne naissance à une maladie particulière que caractérisent surtout des douleurs qui par-
courent successivement plusieurs parties du corps.
Cette maladie se compose d'efforts fébriles périodiques
qui tendent à débarrasser l'organisme des principes
morbides accumulés en lui. Ils amènent ce résultat
soit par des sueurs copieuses, soit par des urines
particulières, soit enfin, dans le plus grand nombre
des cas, par des dépôts calcaires dans les articulations. Celles-ci s'enflamment violemment, deviennent douloureuses, et impriment à la maladie les
caractères qui lui ont fait donner les noms de
podagre, chiragre, etc., etc.

Mais l'arthritis ne suit pas toujours une marche si
régulière. Certaines influences extérieures viennent
souvent troubler les efforts critiques de la nature,
qui peut elle-même manquer de l'énergie nécessaire
pour les accomplir. De là naît cette variété terrible
de l'arthritis, appelée « goutte irrégulière, anomale,
atonique. » Cette impuissance de la nature à se débarrasser des matières morbides, à provoquer des
excrétions critiques salutaires, favorise la formation
de métastases sur les organes importants. Telles
sont celles qui se font sur le cerveau, les poumons,
les intestins etc., métastases qui déterminent des
inflammations intenses fréquemment mortelles.

Les causes que nous avons dit appartenir aux hémorrhoïdes sont aussi celles de l'arthritis. Nous voyons de plus, dans cette dernière affection, la suppression de la transpiration cutanée par un refroidissement apparaître souvent comme cause excitante, qui vient tout à coup faire sortir la maladie de l'état latent où elle se trouvait dans l'organisme.

L'affection arthritique, d'autant plus à craindre qu'elle prend plus volontiers le caractère héréditaire, a procuré à l'hydrothérapie le succès le plus éclatant. Nous pourrions nous étendre sur le rapport de cette efficacité avec les causes et la nature de cette maladie; mais nous nous en abstiendrons, pour citer de suite le fait suivant :

QUINZIÈME OBSERVATION.

Goutte.

« Étant resté pendant vingt-sept ans en Russie, j'y fus atteint, l'année 1815, de la goutte compliquée avec les hémorroïdes, tellement douloureuses et gonflées , qu'en 1819 mon intention était de me les faire enlever par une opération. Cependant l'usage de l'eau artificielle de Karlsbad réussit à me rendre les hémorroïdes plus supportables ; mais j'employai en vain contre ma goutte tous les remèdes connus, dont je n'obtins pas le moindre soulagement. Arrivé à Vienne, j'entendis parler des cures miraculeuses que Priesnitz opérait à Graefenberg. Je me rendis auprès

de lui pour lui demander *s'il y avait quelque espoir
de guérir une goutte qui durait depuis vingt ans.*
Sur sa réponse affirmative, je restai à Graefenberg,
où je passai trois mois, pendant lesquels je me soumis au traitement le plus énergique. Ce traitement
eut d'abord pour effet d'augmenter beaucoup mes
douleurs, et de produire en moi une grande excitation ; mais aussi je sentais mes forces revenir chaque
jour. Après le quarantième bain, des abcès nombreux se montrèrent à la figure et au cou, une éruption pustuleuse accompagnée d'une cuisson très vive
couvrit la jambe gauche. Dès ce moment, la goutte
disparut, et je n'en ai jamais ressenti la moindre
atteinte. »

(Raconté par le malade même.)

SEIZIÈME OBSERVATION.

Prosopalgie rhumatismale.

La comtesse G. de A., ayant joui toujours d'une
bonne santé, souffrit les premières douleurs rhumatismales, il y a huit ans, en sortant la première fois
au grand air, après un accouchement. Depuis ce moment, le rhumatisme attaqua successivement différentes parties du corps, jusqu'à ce qu'il se fixât à
la figure. L'allopathie et l'homœopathie lui refusant
leur secours, elle s'adressa (mois de mai 1828) à
Priesnitz. Traitée pendant quatre semaines, elle avait

deux paroxismes assez forts ; ayant entre autres appliqué continuellement des fomentations froides à la
partie souffrante, il s'y montrait, sous l'influence de
la douche, une éruption miliaire. En même temps,
il y avait une salivation très forte du même côté. On
continua le traitement jusqu'au mois d'octobre, dans
lequel la malade avait de nouveau un paroxisme suivi
d'une semblable éruption. Depuis ce moment, elle
fut entièrement guérie.

(Priesnitz à Graefenberg.)

Affections nerveuses par exaltation de la vénosité, ou névroses matérielles.

Les causes qui produisent la vénosité, causes dont
il a été question lorsque nous avons parlé des hémorroïdes, des engorgements, de la goutte, peuvent
aussi agir directement sur le système nerveux. Tels
sont les excès dans l'étude, l'abus des boissons spiritueuses, etc. Cette vénosité, qui résulte du défaut d'excrétion des substances anormalement accumulées dans l'organisme, affecte péniblement les
nerfs. Cette assertion est démontrée par la sensation
d'anxiété et de malaise intérieur que les individus
éprouvent, avant même que la maladie n'éclate. La
seule pression que les vaisseaux trop remplis exercent sur la pulpe nerveuse, soit du cerveau, soit de la
moelle, soit des nerfs ganglionnaires, suffit pour af-
faiblir ou pour suspendre totalement l'activité nerveuse dans ses différentes modifications. *Mais la cause*

de ce trouble de l'innervation réside surtout dans la crase anormale du sang. Ce liquide, ainsi changé, n'exerce plus sur les nerfs qu'une incitation vicieuse, d'où résultent des manifestations nerveuses qui se ressentent de cette affluence anormale.

Le développement de la crase veineuse est propre à l'âge viril ; c'est aussi à cet âge que l'on observe les maladies nerveuses qui en dépendent. La vénosité, lorsqu'elle dure longtemps, vicie la nutrition tout entière, et par conséquent aussi celle du système nerveux. De là naissent les maladies nerveuses compliquées quelquefois même avec un changement matériel de la substance des nerfs. Selon que le sang, ainsi transformé, agira principalement sur le cerveau, sur la moelle ou sur les nerfs ganglionnaires, apparaîtront des troubles différents dépendants de lésions fonctionnelles des organes où se rendent les nerfs affectés. Les manifestations variées qui se produisent alors ont fait distinguer plusieurs espèces de ces maladies, dont les principales seules nous occuperont.

Mélancolie matérielle.

Nous observons dans cette maladie une exaltation de l'activité cérébrale. La vitalité spécifique du cerveau produit par sa propre force des images qui ne correspondent pas aux objets extérieurs. Ce sont, au début du mal, ordinairement des fantaisies alarmantes qui deviennent plus vives pendant le sommeil où l'empire de la volonté n'existe plus pour les combattre. Peu à peu l'anxiété augmente, les malades deviennent de plus en plus irritables, jusqu'à ce qu'à une rêverie habituelle succède une fureur manifeste. Cet état d'excitation, après plusieurs années de durée, épuise la force vitale du cerveau, et le malade tombe dans la démence. En même temps, les nerfs ganglionnaires ne transmettent plus qu'imparfaitement l'influx nerveux, et la digestion, la nutrition, les excrétions, toutes les fonctions, en un mot, qui dépendent de ces nerfs, languissent.

Hypocondrie.

La seconde des maladies nerveuses matérielles. Les lésions cérébrales et les troubles qui en dépendent ne sont pas aussi marqués dans cette maladie que dans la mélancolie. Le mal a plutôt son siége dans les nerfs ganglionnaires et surtout dans les grands plexus abdominaux. Les troubles dans la digestion, les dérangements des organes destinés à mettre en jeu le sens intime en sont la preuve.

L'état d'irritation perpétuelle où se trouvent les organes amène une exagération des instincts conservateurs. Il en résulte un malaise constant et vif, des craintes continuelles, des soins exagérés et un égoïsme repoussant. Outre les dérangements des fonctions digestives, qui sont à peu près les mêmes dans l'hypocondrie que dans la mélancolie, on observe différentes sensations nerveuses, tellement variables, sans qu'il soit possible de dire pourquoi, qu'on peut bien les appeler hallucinations. Le malade se plaint de maux de tête, d'oppression à la poitrine, de spasmes à l'abdomen. Il redoute des maladies dangereuses, des coups de sang, etc.

Si la maladie fait des progrès, elle peut devenir une véritable mélancolie ou subir toutes les transformations que peut lui imprimer une vénosité exaltée.

Hystérie.

Dans l'hystérie, la prédominance de la vénosité influe principalement sur les nerfs qui viennent s'épanouir à la périphérie de l'organisme, sur ceux qui dominent les fonctions sensitives, enfin sur la moelle épinière. De là résulte une sensibilité exorbitante pour toutes les impressions extérieures, une perversité dans les jugements, et souvent des désirs plus vifs. Aussi les femmes hystériques respirent avec délice des odeurs que tout le monde repousse, l'odeur des plumes brûlées, par exemple, celle d'assa fœtida ; l'excès de sensibilité met la femme hystérique dans l'impuissance de réagir convenablement contre les excitations naturelles qui l'épuisent promptement ; de là, son intolérance pour la lumière, les différents bruits, etc. L'excitation qui rend les désirs plus vifs ne se borne pas toujours aux parties génitales (nymphomanie). Souvent elle part de là pour s'étendre au cerveau, et alors l'hystérie dégénère en aliénation mentale. Néanmoins les fonctions des organes de la génération (menstruation, conception, accouchement), ne sont pas toujours troublées ; dans le plus grand nombre des cas elles s'accomplissent comme dans l'état normal.

Les autres symptômes de l'hystérie ont beaucoup de rapport avec ceux de l'hypocondrie. Ainsi les digestions se font mal ; la peau est sèche, rude et âpre au toucher ; la transpiration ne s'établit que difficilement ; il y a des migraines, des spasmes. Les femmes hystériques éprouvent certaines sensations particulières. Nous citerons celle d'un globe qui part de l'utérus, et remonte jusqu'à la gorge (globe hystérique) ; celle qui produit la concentration du mal de tête en un seul point (clavus). Plusieurs cas, enfin, se compliquent d'évanouissements qui ressemblent à des asphyxies, de délire, de spasmes différents (migraine, gastrodynie), qui simulent quelquefois l'épilepsie, ou des accès cataleptiques.

Épilepsie.

L'accumulation des matières anormales dans le sang, leur influence sur une partie du système nerveux produisent une excitation, une exaltation de vitalité qui tend à se mettre en équilibre par des paroxismes spastiques, par des mouvements convulsifs, accompagnés d'une suppression totale de la conscience. Le détail de ces paroxismes, connus sous le nom d'accès épileptiques, est trop connu pour que nous devions nous y arrêter. L'épilepsie peut être préparée de loin, par l'accumulation progressive de substances anormales dans l'organisme; elle peut éclater d'une manière subite, à la suite de la suppression brusque d'évacuations accoutumées, celle de la menstruation, des hémorrhoïdes, par exemple; par des frayeurs, etc.

Nous voyons naître de la même manière d'autres maladies qui affectent une sphère plus étendue du système nerveux (comme la chorée, l'ergotisme), ou qui causent des affections plus circonscrites.

C'est ainsi que survient l'amaurose chez les individus chez lesquels nous rencontrons des engorgements considérables du foie, accompagnés ordinairement d'une condition anormale du sang de la nature de celle que nous avons décrite.

C'est toujours la même influence qui éteint l'activité du cerveau, de la moelle épinière, en produisant l'apoplexie, qui mène à sa suite les paralysies de la vessie, du rectum, des extrémités inférieures, etc.

La gastrodynie, que l'on observe chez les individus dont la rate, le foie sont engorgés, est encore une conséquence de la congestion veineuse qui, dans ce cas, semble affecter d'abord les parties voisines, avant d'agir morbidement par sympathie sur les autres organes.

Les maladies que nous venons d'énumérer ont cela de commun, que la nature, dans toutes, produit des crises violentes, même des maladies nouvelles, pour se débarrasser des obstacles qui empêchent le rétablissement de l'harmonie fonctionnelle. Ainsi la goutte, l'apparition des hémorroïdes mettent souvent un terme aux affections qui nous occupent. Cette

vérité est encore confirmée par ce que nous avons
dit de la nature de ces maladies, de la crase anormale
qui la constitue, et par les effets que produit l'hydrothérapie pour les guérir. Son influence dans ces
affections est également salutaire, dans les cas où
elles dérivent de la suppression d'éruptions cutanées,
de l'existence de congestions sanguines, d'une faiblesse du système nerveux, résultat soit d'évacuations
abondantes (sanguines, séreuses, spermatiques), soit
d'un défaut de principes réparateurs convenables.
Cette privation, en affaiblissant les organes, favorise
la naissance des vers, dont la présence cause souvent
les affections dont nous venons de parler.

On s'explique bien facilement, d'après ce que
nous venons de dire, comment l'hydrothérapie guérit les maladies nerveuses produites par des causes
matérielles. Mais nous avouons franchement qu'il
nous est impossible de nous rendre raison d'une
manière satisfaisante pourquoi ou comment notre
traitement ou tout autre guérit ces maladies, lorsque
nous ne pouvons les rattacher à aucune cause maté-
rielle appréciable. Les cures que l'on a obtenues dans
ces circonstances n'ont pu jusqu'à présent éclaircir
le mystère dont la nature enveloppe le dérangement
de l'organisme, et, jusqu'à nos jours, la médecine
entière n'agit dans de semblables cas que d'une manière empirique.

DIX-SEPTIÈME OBSERVATION.

Épilepsie.

M. N., âgée de vingt-trois ans, entra dans l'établissement le 6 août 1838. Elle avait eu successivement la scarlatine, la rougeole, la petite vérole et une fièvre intermittente. Une fièvre nerveuse l'avait atteinte dans sa vingtième année. C'est de cette époque que date l'épilepsie dont elle souffre maintenant. Dans sa vingt-unième année, elle n'avait que quatre accès, vingt dans sa vingt-deuxième, et dans sa vingt-troisième les accès se renouvelaient tous les jours, et quelquefois deux fois par jour. La constitution était forte; toutes les fonctions s'exécutaient bien, excepté cependant les facultés intellectuelles, et principalement la mémoire, qui avait diminué. On soumit la malade à un traitement hydrothérapeutique très étendu; tous les aliments qu'elle prenait étaient froids. Ces moyens n'amenèrent aucun résultat. Alors, pendant le paroxisme même, on exposa à l'action de la douche la malade qui devint glacée, raide, et d'une couleur bleuâtre générale. Elle ne revint à elle que très lentement, mais depuis les accès ne reparurent plus. Elle resta jusqu'à la fin d'octobre dans l'établissement, et lorsqu'elle le quitta les facultés mentales avaient subi une grande amélioration. Le médecin, qui ne l'a pas perdue de vue depuis sa sortie, a pu se convaincre que cette malade n'a pas eu de rechute. (WEISS, à Freywaldau.)

DIX-HUITIÈME OBSERVATION.

*Céphalalgie et diminution de vue causées par une polysarcie
adipeuse et des congestions vers la tête.*

N. N., prêtre, âgé de 52 ans, très robuste,
d'un tempérament bilieux, avait joui toujours d'une
bonne santé; depuis cinq ans à peu près, son corps
avait doublé de volume sans qu'il s'en portât plus
mal. Mais depuis six mois cette obésité avait tellement augmenté, qu'elle empêchait la liberté des
mouvements. En même temps, il perdit l'appétit, son
sommeil fut troublé, il sentit des douleurs poi-
gnantes dans la tête; l'apparition de points noirs
devant les yeux, et un affaiblissement simultané de
la vue lui causèrent des inquiétudes très vives. Les
médecins consultés ordonnèrent une diète absolue
avec le traitement antiphlogistique et dérivatif dans
toute son étendue, qui ne le soulagea que d'une manière passagère. Il eut enfin recours à Priesnitz, qui
lui fit suivre le traitement hydrothérapeutique approprié à ce cas particulier. La crise commença après
trois semaines, sous une double forme. Des abcès
nombreux apparurent au dos, aux cuisses et aux
bras. Ils étaient accompagnés d'une fièvre intense,
qui cependant n'interrompit pas la cure. Ces abcès
s'ouvrirent spontanément sous l'influence de l'eau
froide, et évacuèrent des quantités considérables de
pus et de sang. Quatre semaines plus tard, un écou-

lement sanguin hémorroïdal s'opéra, ce qui termina la maladie.

La vue était parfaitement rétablie, les maux de tête ne se faisaient plus sentir; le corps, ayant perdu tout son volume anormal, avait visiblement gagné en force et en agilité. Toutes les fonctions étaient devenues régulières, et le malade quitta parfaitement guéri ces lieux salutaires. (PRIESNITZ, à Græfenberg, raconté par le docteur Wertheim.)

—

DIX-NEUVIEME OBSERVATION.

Gastrodynie causée par une affection irritative du foie, et compliquée avec des pertes utérines, de blennorrhagie chronique et de douleurs hémorroïdales.

N. N., dame très délicate, âgée de 27 ans, tempérament sanguin, souffrait, depuis plusieurs années, de douleurs au foie, qui devenaient tellement aiguës quand elle éprouvait du chagrin, qu'elle était presque privée de connaissance. Examinée soigneusement, elle offrit les symptômes suivants : Coloration ictérique de la conjonctive oculaire; langue couverte de mucosités blanches, épaisses; amertume de la bouche; la région épigastrique douloureuse à la pression; de même, sur un certain point du foie, qui semblait gonflé sans aucune dureté considérable. Les selles étaient rares, les excréments durs. La menstruation était copieuse, épuisante, et dans l'intervalle elle souffrait d'un écoulement muqueux. Des tumeurs hémorroïdales la faisaient également beaucoup souffrir. Une demi-heure après le dîner, elle éprouvait une gastralgie insupportable.

Depuis plusieurs années, elle s'était soumise tour à tour à un traitement antiphlogistique, aux remèdes amers résolutifs, aux toniques, à l'usage des eaux de Karlsbad, de Seidlitz, etc.; et, quoique ces dernières l'eussent un peu soulagée, elle était loin d'être guérie. Je commençai le traitement par des lotions froides sur l'épine dorsale, que je faisais répéter deux fois par jour. La malade, ainsi préparée, fut soumise à la méthode hydrothérapeutique dans toute son étendue (Transpiration, bain froid, bain de siége, compresses mouillées autour de l'abdomen). Après trois semaines, une douleur cuisante dans les téguments du ventre fut le précurseur de taches rouges couvrant toutes les parties où les fomentations froides avaient été placées. Les garderobes étaient devenues régulières, les tumeurs hémorroïdales avaient disparu, la langue se nettoyait, les spasmes devenaient plus rares, et la sensibilité du foie avait considérablement diminué. L'apparition de la menstruation nous força d'interrompre le traitement. Cette excrétion était devenue normale, et l'écoulement muqueux presque insensible. Après l'avoir traitée de nouveau encore pendant six semaines, nous obtînmes le résultat le plus heureux. Toutes les souffrances étaient entièrement passées, et la santé la plus parfaite rétablie. (*L'auteur.*)

Scrofule.

La scrofule est une maladie qui doit principalement son origine à une disproportion entre les principes constitutifs de l'organisme. Dans toutes nos parties, l'analyse chimique démontre de l'albumine. *C'est cette substance qui est en excès chez les scrofuleux.*

La scrofule est héréditaire ; outre cela, les enfants nés de parents vénériens en sont très souvent atteints. Elle se développe principalement dans l'enfance, depuis la deuxième jusqu'à la septième année. Alors, elle ne disparaît qu'au temps des grandes révolutions de l'organisme, à la puberté, par exemple.

Non-seulement elle amène l'engorgement des glandes extérieures, mais celles de l'intérieur n'en sont pas plus exemptes ; témoin l'engorgement des glandes mésentériques. Elle a encore une large part dans le développement des tubercules pulmonaires, causes funestes de la phthisie, etc.

Causes. L'hérédité, une nourriture composée presqu'exclusivement de substances farineuses ; la privation d'air, d'exercice ; les habitations humides, malsaines ; la malpropreté, etc.

Symptômes. La scrofule peut se présenter sous deux formes, dont l'une est caractérisée par l'exaltation de l'énergie vitale (l'érethisme), l'autre par la dépression. Les enfants qui présentent la première de ces formes, ont ordinairement des yeux luisants, une peau fine et transparente, des cheveux blonds; ceux chez qui l'on observe la seconde ont une coloration terne, sale, une figure hébétée. Tous les scrofuleux ont les ailes du nez et la lèvre supérieure plus ou moins gonflées. Ils sont sujets aux ophthalmies chroniques, à l'engorgement des glandes submaxillaires, etc., au gonflement du ventre; leurs extrémités infé-rieures sont amaigries. Le développement intel-lectuel, dans cette affection, offre un contraste frap-pant avec le développement physique. Ce que celui-ci paraît avoir perdu, l'autre semble l'avoir gagné, et les scrofuleux ont ordinairement une précocité d'esprit remarquable. La scrofule, offrant beaucoup d'analogie avec le rachitisme dans son début, dans sa marche, qu'il complique très souvent avec cette seconde affection, nous parlerons de cette dernière maladie avant de rapporter aucune observation.

Rachitisme.

Les médecins sont divisés d'opinion sur le rachi-tisme. *Le plus grand nombre cependant pense que cette maladie dépend d'un vice de nutrition qui est surtout appréciable dans le système osseux.* Les symp-tômes les plus essentiels sont des dérangements dans la digestion, faiblesse générale, élaboration vicieuse de la substance osseuse, et dans beaucoup de cas engorgement du foie, l'émaciation. La fraîcheur de la jeunesse fait place aux rides d'un âge avancé, les dents noircissent et se carient. Malgré les troubles de la digestion, la faim est insatiable ; le ventre ballonné proémine au-delà des extrémités inférieures amaigries, qui ne peuvent plus supporter le poids du corps, et finissent par se courber ; des déviations affectent aussi le sternum, la colonne épinière, et produisent différentes difformités. Ces difformités deviennent une gêne pour les organes situés dans le voisinage, organes qui ne peuvent plus librement fonctionner. De là les difficultés dans la respiration, et quelquefois les phthisies pulmonaires des bossus, les paralysies de la vessie, du rectum, déterminées souvent par ces difformités. Nous avons déjà dit que la scrofule a de grandes analogies avec le rachitisme. *Nous observerons seulement que, dans cette dernière affection, l'acide phosphorique, dont la présence est facile à constater dans l'urine, est préparé en excès,* tandis que dans la scrofule nous avons vu l'albumine prédominer ; *c'est cet acide phosphorique qui produit la fragilité, la flexibilité anormale des parties terreuses du système osseux.* Une activité vitale, véritable érétisme, se prononce ordinairement dans ces deux maladies, et le même traitement peut leur être opposé. Sous l'influence salutaire d'un air pur, d'une alimentation saine, de la stimulation du système cutané, on verra bientôt l'harmonie des fonctions se rétablir et être suivie de l'élaboration des produits nutritifs plus convenables à soutenir l'organisme. Les faits suivants, choisis parmi les plus remarquables, épargneront des répétitions superflues.

VINGTIÈME OBSERVATION.

Engorgement scrofuleux de la glande thyroïde.

H. de Perth, née d'une mère robuste, après vingt ans d'un mariage stérile, avait joui d'une bonne santé jusqu'à sa troisième année, époque à laquelle les glandes sous-maxillaires s'engorgèrent; cet engorgement, qui fut compliqué d'affections rhumatismales, augmenta sans cesse jusqu'à sa quatorzième année. Il y a quatre ans, le corps thyroïde se tuméfia à son tour, et cette tuméfaction devint peu à peu énorme. Elle s'étendait latéralement depuis le larynx jusqu'à l'oreille droite ; et inférieurement elle dépassa même la clavicule, de manière à toucher la poitrine ; la tête était tellement renversée en arrière et vers le côté gauche, que la respiration était très gênée, et qu'il y avait des accès de suffocation. Les vaisseaux superficiels de cette tumeur, devenus variqueux, avaient fait renoncer à l'extirpation les premiers chirurgiens de Perth, bien qu'ils vissent clairement que la mort était une suite inévitable des progrès de cette affection.

Arrivée à Graefenberg le 1er mai 1827, la malade fut soumise au traitement hydrothérapeutique. Déjà, après un mois, la peau qui couvrait la tumeur, et dont la tension ne permettait pas le moindre pli, pouvait se déplacer, et la tête tournait facilement ; il y eut une diminution si grande de la tumeur jusqu'au 27 septembre, qu'un simple fichu pouvait assez exactement en couvrir le reste. La malade, qui, en arrivant, était pâle et maigre, portait l'empreinte de la santé; et l'année suivante, sous l'influence du même traitement, la tumeur du corps thyroïde disparut entièrement, les glandes engorgés revinrent à l'état normal et la diarrhée scrofuleuse se dissipa.

VINGT-UNIÈME OBSERVATION.

Rachitisme compliqué des scrofules.

V. H. de P., âgée de 4 ans, était atteinte d'une telle faiblesse des intestins, qu'on était obligé de lui administrer continuellement des purgatifs pour la faire aller à la selle. Son ventre avait toujours été ballonné, les glandes mésentériques considérablement tuméfiées; les jambes se courbèrent. Dans le commencement de l'année 1837, une fièvre continuelle, ayant le caractère d'une pituiteuse, augmenta la faiblesse de la petite malade. Pendant que le ventre devint volumineux, le reste du corps s'amaigrit progressivement et les forces s'épuisèrent. Tous les médicaments furent sans succès, et on désespérait de cette enfant lorsqu'on eut recours au traitement hydrothérapeutique. Les lavements froids, mais principalement l'emmaillotement dans des draps de lit mouillés, diminuérent la fièvre, réglèrent les excrétions alvines et procurèrent du sommeil. Peu à peu, les déviations

des jambes, le gonflement des articulations disparurent à mesure que les forces revenaient et permet-
taient de faire prendre à la malade un exercice convenable. Les bains froids, les transpirations, les
bains de siége que l'on répétait chaque jour deux
fois, mais avant tout l'emmaillotement, rétablirent
complétement la santé (1).

Syphilis.

Elle est toujours produite par une matière contagieuse spécifique mise en contact avec une partie du
corps dénudée de son épiderme ou recouverte seulement d'un épithelium, comme au gland, aux lèvres, etc. La maladie est primitivement locale. Dans
le lieu même où la contagion s'est effectuée, se deve-
loppe, après quelques jours, un ulcère particulier, qui
ronge les tissus en s'étendant dans tous les sens. A
mesure que cet ulcère fait des progrès, la matière
contagieuse qu'il renferme est absorbée, et pénètre de
cette manière au sein de l'organisme, où elle démontre bientôt sa présence funeste par la tuméfaction des ganglions inguinaux (bubons). Si le mal n'est
pas étouffé, on le verra, suivant les idiosyncrasies,
exercer ses ravages sur tel ou tel tissu. Tantôt il
attaquera les membranes muqueuses ou la peau;
alors des ulcères se montreront dans le pharynx et

______

(1) Les docteurs Fleischmann et Butzke, médecins en chef
d'hôpitaux prussiens, racontent beaucoup de guérisons, dans des
cas de caries scrofuleuses, obtenues par l'eau froide.

dans la bouche ; des éruptions syphilitiques, sous forme de taches, de pustules, d'ulcères, apparaîtront à la peau. Tantôt, au contraire, le système osseux sera atteint, et des douleurs nocturnes, des destructions horribles tourmentent le malade. La perte de la vue, de l'ouïe vient prouver quelquefois que la syphilis n'épargne aucun organe et varie dans son siége. Lorsque le médicament usité pour la combattre, le mercure, est donné à trop haute dose, elle devient plus destructive encore. Les symptômes de l'affection causée par l'abus de ce médicament ressemblent beaucoup à ceux du mal vénérien, et le médecin qui, trompé par cette recrudescence, cumule dose sur dose, en croyant guérir, ne fera qu'empirer le mal.

Si le traitement hydrothérapeutique est des plus efficaces dans les maladies syphilitiques secondaires, on n'en peut pas dire autant pour celles dans lesquelles le chancre est encore à l'état primitif ; il est même douteux qu'il en existe des guérisons. Cette différence résulte peut-être de ce que l'organisme affecté dans une plus grande étendue dans la syphilis secondaire, réagit plus énergiquement pour détruire la maladie que lorsque l'affection est simplement locale.

VINGT-DEUXIÈME OBSERVATION.

Gonorrhée, chancres, syphilis secondaire.

S., Prussien, âgé de 32 ans, n'a eu des maladies

de l'enfance qu'une blépharite scrofuleuse chronique, dont il fut délivré vers l'âge de la puberté. Il y a huit ans qu'il contracta une blennorrhagie uréthrale qui le tourmenta pendant dix mois. Six ans plus tard, un commerce impur lui occasionna deux chancres au gland et un au corps caverneux, à la surface inférieure du membre ; quelque temps après, des pustules se montrèrent sur la figure et au front : elles disparurent bientôt en laissant des taches rougeâtres qui défiguraient le malade. Dès que le temps changeait, des maux de gorge se faisaient sentir qui portaient le caractère syphilitique. La voix était légèrement altérée et quelquefois nasale. Ces douleurs se répétèrent souvent, toujours accompagnées d'une éruption pustuleuse, de manière que la figure était entièrement couverte de taches rouges. Le malade essaya successivement des pilules avec du sublimé corrosif, des frictions mercurielles et la décoction de Zittmann. Resté sans secours, il augmenta le nombre des malades à Graefenberg. Après quatre semaines du traitement, il sentit une douleur cuisante dans le canal uréthral, et bientôt un écoulement gonorrhéique se montra, tout à fait semblable à celui dont nous avons fait mention. Deux des chancres cicatrisés depuis si long-temps s'ouvrirent de nouveau en offrant le caractère des ulcères syphilitiques. Des abcès nombreux couvraient les bras et laissèrent écouler de grandes quantités de sang et de pus. A mesure que ceux-ci se fermaient, les pustules à la figure et les taches rouges disparaissaient. On pouvait déclarer la

guérison parfaite avec d'autant plus d'assurance, que
le temps, si variable sur les hauteurs de Graefenberg, ne ramenait plus ni le mal de gorge, ni les autres symptômes maladifs, et que l'individu rétabli se
sentait pénétré d'une sensation de santé qui depuis
longtemps lui était inconnue.

Observation faite à Graefenberg et racontée par
le Docteur Wertheim.

Cacochymie médicale.

Sous cette dénomination, nous comprenons une
série de maladies aussi grandes que variées, maladies produites par l'abus de médicaments, et qui
très souvent se trouvent compliquées des symptômes
des affections contre lesquelles ces médicaments
avaient été employés. Ainsi il n'est pas rare de rencontrer chez les mêmes individus les lésions d'une
syphilis ancienne unie à celle qu'a déterminée l'abus
du mercure. Tel autre malade voit ses forces se consumer par les paroxismes répétés d'une fièvre intermittente. On lui fait avaler des doses de quinquina, et néanmoins le paroxisme revient avec une
nouvelle intensité. En même temps, les canaux vasculaires et sécrétoires et excrétoires des principaux
organes s'engorgent ; le ventre se ballonne, le corps,
les extrémités s'amaigrissent, et le désaccord des fonctions vient compléter la preuve des effets nuisibles de
l'abus du médicament. L'iode donné en trop grande
quantité fait disparaître les goîtres, mais il cause en

même temps l'atrophie des mamelles, des testi-
cules, etc., etc.

Si l'hydrothérapie a la propriété de porter l'organisme à éloigner de son sein des produits morbides
enfantés par des causes qui lui sont propres, il lui
sera bien plus facile de le débarrasser des matières
qui lui sont étrangères, matières qui peuvent sé-
journer pendant long-temps dans son intérieur,
comme des faits nombreux l'ont prouvé.

LISTE

DES ÉTABLISSEMENTS HYDROTHÉRAPEUTIQUES

ACTUELLEMENT EXISTANTS.

———

I. Monarchie autrichienne.

1. *Archiduché d'Autriche.*

a. Kaltenleutgeben, médecin, Docteur Emmel. près de Vienne.
b. Laab,   — Granichstaedten, *Ibid.*

c. Nussdorf,   —   *Ibid.*

2. *Bohème.*

a. Kuchelbald, médecin, Docteur Kanzler, près de Prague.
b. Wenzelsbad,   —   à Prague.
c. Elisenbad,   —   Weidenhoffer, près de Chrudim
d. Dobrawitz,   —   Schmidt, près de Bunzlau.
e. Zwickau,   —   *Ibid.*

3. *Styrie.*

a. Eggendorf, près de Graetz.

4. *Moravie.*

a. Czernohora, près d'Olomuce.
b. Salowitz,   —   de Brunn.
c. Rozenau,   —   Prerau.
d. Budischan,   —   d'Iglau.
e. Gross-Ullersdorf, près d'Olomuce.

5. *Tyrol.*

a. Mühlau, médecin, Docteur Fritz, chirurgien militaire en chef.

6. *Silésie.*

a. Graefenberg, médecin, Priesnitz.
b. Freywaldau,   —   docteur Weiss.

II. Monarchie prussienne.

a. Obernigk, près de Breslau, médecin, Docteur Lehmann.
b. Berlin, qui possède deux établissements.
c. Bromberg.
d. Kunzendorf, dans le comté de Glatz, médecin, Docteur Niederführ.
e. Marienberg, près de Coblentz, médecin, Docteur Schmitz, rédacteur d'un journal hydrothérapeutique.

III. Bavière.

a. Alexanderbad, près d'Eger. Établissement fondé aux frais de l'État. médecin, Docteur Fikenscher.
b. Streitberg.
c. Schaeftlarn, près de Munich.
d. Schallerhof, médecin, Docteur Fleischmann.

IV. Wurtemberg.

a. Ulm, médecin, Docteur Bentsch.

V. Royaume de Saxe.

a. Pirna, médecin, Docteur Muller.

VI. Saxe-Gotha.

a. Elgersburq, près d'Ilmenau, médecins, Docteurs Martini, Piutti, Jacobi (Le grand-duc a consacré son palais a cet établissement).

VII. Saxe – Weimar.

a. Ilmenau, médecin, Docteur Fitzler.

LITTÉRATURE.

—

(Nous ne citons que les ouvrages principaux.)

—

Ouvrages écrits par des médecins.

Docteurs.—*Floyer.*—Psychrolusie, Londres, 1702. (*Ouvrage anglais.*)

Smith.—Traité sur les forces médicales de l'eau froide,
1724.   (*Idem.*)

Hancocke.—Le grand remède contre la fièvre, 1722. (*Id.*)

Carl, médecin royal danois. —Medicina universalis,
Copenhague, 1741.

Lamoirier.—L'usage de l'eau commune en chirurgie,
1732. (*Ouvrage français.*)

Lombard.—Sur les propriétés de l'eau simple employée
comme remède local dans la cure des
maladies chirurgicales.   (*Idem.*)

Kern.—Avis aux chirurgiens pour les engager à accep-
ter et à introduire une méthode plus simple,
plus naturelle et moins dispendieuse dans le
pansement des blessés, 1809.   (*Idem.*)

Les ouvrages qui suivent sont en langue allemande.

Docteurs.— *Reuss.*— Systèmes médicaux de nos temps, Stuttgard,
1831.

Brandis, médecin du roi de Danemarck.—Expériences
sur l'application du froid, Berlin, Reimer,
1833.

Kroeber.—Priesnitz et sa méthode, Breslau, deuxième
édition, 1836.

Fabricius.—L'art de guérir par l'eau froide, troisième
édition, Leips., 1838.

Kurz.—De la valeur de l'hydrothérapie, Leips., 1835.

Roetel.—L'hydrothérapie, Leipsic., 1838.

Richter.—Essai de baser d'une manière scientifique les
cures par l'eau froide, Friedland, 1838.
(Dédié au grand-duc de Mekeembourg.)

Bergmann.—La diète, l'eau froide et l'exercice, Nurnberg, 1838.

Schnitzlein.—Observations pour baser l'hydrothérapie;

Docteurs.   faites par l'ordre du gouvernement , Munich, 1838.

(Dédié au comte de Rechberg-Rothenlœven.)

Granichstaetdten.—Hydriasiologie, Vienne, 1837.

(Dédié à l'Archiduc Jean d' Autriche.)

Mauthner.—Les forces médicales de la douche, Vienne, 1837.

Weiss.—Les expériences les plus récentes sur l'hydrothérapie, Breslau, 1837.

L'Ami de l'eau, journal hydrothérapeutique universel , rédigé par par le docteur *Schmitz,* Erlang, 1840.

Ouvrages écrits par des auteurs étrangers à la médecine.

Profess.—*Oertel.*—Histoire de l'hydrothérapie , Leipsic , 1835.

— De aquæ frigidæ usu celsiano, 1831.

— Le choléra, troisième édition, Nurnberg, 1826.

— Instruction pour guérir les maladies les plus communes, Nurnberg, 1834.

— Extraits des ouvrages des médecins anglais, *Floyer* (Stuttgard, troisième édition 1834), *Hancocke(id.)* (Smith, Nurnberg, 1834); des docteurs *Jahn* (Ilmenau, 1833, Nurnberg , 1834) et *Hoffmann* (Stuttgard, 1824).

— *Vincenz Priesnitz ,* ou Appel aux gouvernements allemands (Leipsic, 1834).

Le même auteur a composé encore un grand nombre de brochures sur le même sujet. Le roi de Prusse l'a décoré d'une médaille d'or. Le Constitutionnel(1831, 7 novembre) recommande son ouvrage sur le choléra, traduit en français.

Hermann.—Nouvelles expériences sur l'eau froide (dédié au prince de Metternich).

Munde.—Description d'un établissement hydrothérapeutique à Graefenberg, Leipsic, 1837.

(Traduit en français par le docteur Bigel, sous le titre : *Hydrosudopathie.*)

Gross, secrétaire à la cour d'Autriche. —L'eau fraîche comme excellent remède diététique et thérapeutique, troisième édition , Vienne, 1839.

(Traduit en français par l'auteur même.)

Nous en référons encore aux ouvrages cités dans l'Esquisse historique.

TABLE DES MATIÈRES.

FIN.

www.ingramcontent.com/pod-product-compliance
Ingram Content Group UK Ltd.
Pitfield, Milton Keynes, MK11 3LW, UK
UKHW022302070726
13614UKWH00002B/510